ÉTUDE CLINIQUE

SUR LES

ULCÉRATIONS ANALES

PAR

Le Docteur J. PÉAN

ancien Prosecteur, Chirurgien des Hôpitaux de Paris, etc.

ET

L. MALASSEZ

Interne des hôpitaux de Paris

Membre de la Société anatomique

OUVRAGE ACCOMPAGNÉ DE FIGURES ET PLANCHES COLORIÉES

PARIS

CHEZ ADRIEN DELAHAYE, LIBRAIRE-ÉDITEUR

PLACE DE L'ÉCOLE DE MÉDECINE.

1872

ÉTUDE CLINIQUE

SUR LES

ULCÉRATIONS ANALES

PARIS. — IMPRIMERIE JULES BONAVENTURE,
55, QUAI DES GRANDS-AUGUSTINS.

ÉTUDE CLINIQUE

SUR LES

ULCÉRATIONS ANALES

PAR

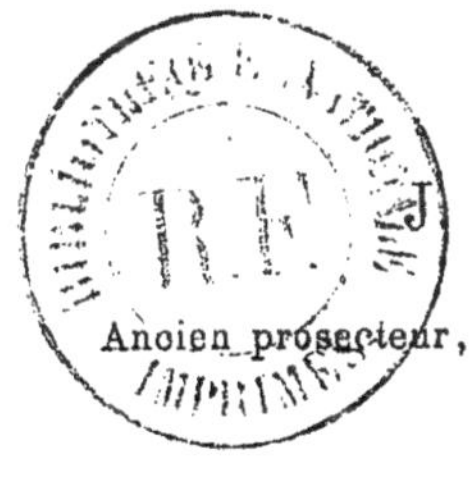

J. PÉAN

Ancien prosecteur, chirurgien des hôpitaux

ET

L. MALASSEZ

Interne des hôpitaux, membre de la Société anatomique.

Avec Figures dans le texte et Planches coloriées.

PARIS

CHEZ ADRIEN DELAHAYE, LIBRAIRE-ÉDITEUR

PLACE DE L'ÉCOLE DE MÉDECINE.

1871

INTRODUCTION

Pendant notre séjour à l'hôpital de Lourcine, plusieurs cas de rétrécissements dits syphilitiques du rectum se sont présentés à nous; nous avons voulu étudier à notre tour cette question de pathologie si importante et cependant si peu connue, malgré tout le talent de ceux qui s'en sont occupés. C'est qu'en effet, le respect humain, souvent même l'incurie, portent les malades à cacher le début de ces affections alors qu'elles sont supportables, et le médecin n'est appelé à les soigner que lorsqu'elles sont arrivées à leur dernière période ; aussi, ne voyant que le point d'arrivée, et ne sachant pas quel a été le point de départ, il lui est impossible de se rendre un compte exact de ce processus morbide.

Quant à nous, nous étant trouvés sur un théâtre d'observation où ce genre de recherche était plus facile, ayant du reste l'esprit mis en éveil par les travaux de nos devanciers, nous avons pu assister au début du mal, voir des altérations moins graves en engendrer de plus graves, et renouant alors par la pensée les divers anneaux de cette chaîne, en former un tout continu.

Mais notre tâche n'était pas encore finie ; il nous fallait comparer les ulcérations amenant le rétrécissement aux affections de même espèce ne l'amenant pas ; il fallait, avant tout, bien distinguer les rétrécissements dits syphilitiques de ceux qui ne l'étaient pas ; et c'est ainsi que notre cadre s'est trouvé singulièrement agrandi, et que, ne voulant étudier tout d'abord que les rétrécissements dits syphilitiques, nous avons été amenés à nous occuper, et des ulcérations anales et des rétrécissements du rectum en général.

Nous donnons ici les *ulcérations anales ;* les *rétrécissements du rectum* paraîtront plus tard.

ÉTUDE CLINIQUE

SUR LES

ULCÉRATIONS ANALES

HISTORIQUE

Les ulcérations anales ont été signalées par les anciens. Celse et Galien parlent des rhagades. Les satiriques latins Martial et Juvénal y font allusion dans plusieurs de leurs ouvrages, à propos des vices romains. Paul d'Egine en donne quelques linéaments de description sous le nom de « *Ulcerationes sedis* » et de « *Inflammationes ani et exuberantiæ.* »

Albucasis, cité par Boyer, parle d'une maladie connue sous le nom de fissure à l'anus; il ne la décrit pas, mais il conseille comme traitement « de gratter ces fissures avec l'ongle et l'instrument tranchant, jusqu'à ce qu'elles se gonflent et s'excorient; il ajoute que par ce moyen et la grâce de Dieu, la maladie cessera. »

Quatre siècles plus tard, on n'était guère plus avancé :

« Rhagadies, dit Ambroise Paré (1), sont ulcères creuassées, faites d'vn humeur âcre et salé qui fait quelquefois stricture du col de la matrice... Ce mal ne vient seulement au col de la matrice, mais au *siége* et à l'extrémité du prépuce et la bouche. »

Mais, quand la syphilis fit invasion en Italie, l'attention des médecins fut appelée de ce côté. C'est ainsi que Benedetti, un des premiers observateurs de la maladie nouvelle, recommande de ne pas la confondre avec les « *ulcerationes ani* » des anciens. Brassavola, qui vivait à la même époque, écrit dans son *Aphrodisiacus* que le « *morbus gallicus* » peut se gagner par l'anus. C'était depuis l'antiquité, le premier pas fait en avant. Cette fois, la science ne s'arrêta plus.

Lieutaud, dans un article sur le ténesme (2), dit que ce symptôme peut appartenir à différentes maladies de l'anus, et entre autres à « l'ulcération de l'anus ou à sa fistule. » Puis, dans un autre chapitre (3), il décrit tout au long les différentes affections de l'anus. — Dionis, dans son *Cours d'opération*; J. L. Petit, dans ses *Œuvres chirurgicales*, continuent les progrès commencés. Mais c'est aux chirurgiens du commencement de ce siècle, aux Desault, aux Lisfranc, aux Cullerier, aux Boyer (4) que revient l'honneur d'avoir fait le jour sur cette importante question de pathologie.

Depuis, il a été fait de nombreux travaux qu'il serait trop

(1) Ambroise Paré, édit. Malgaigne, tome I, page 1790.

(2) Lieutaud, *Précis de médecine pratique*, tome I, page 489.

(3) Idem, tome II, page 271.

(4) Desault, *Œuv. chirurg.*, 1798; Lisfranc, *Clin chirurg.*, 1842; Boyer, *Traité des mal. chirurg.*, 1814-22.

long d'énumérer ici. (On en trouvera la mention à l'article *Bibliographie.*)

Cependant, il est à remarquer que la plupart ont trait à la fissure spasmodique et névralgique de l'anus. — Huguier (1) nous semble être le premier qui soit sorti de cette voie étroite en décrivant l'esthiomène de la région vulvo-anale (1849). Curling (2) deux ans plus tard découvre une nouvelle espèce d'ulcération anale qu'il appelle « *chronic ulceration of the rectum.* » Gosselin (3) parle des chancres de l'anus dans son mémoire sur les rétrécissements syphilitiques du rectum. Desprès (4) a publié dans ces derniers temps, (1868) une étude sur des ulcérations qu'il regarde comme des chancres phagédéniques du rectum. Citons enfin les articles « Anus » dans le *Dictionnaire encyclopédique des Sciences médicales* et dans celui de *Médecine et de Chirurgie pratiques.*

Et maintenant, nous venons continuer le mouvement d'analyse commencé, et appeler l'attention des observateurs sur quelques espèces d'ulcérations encore inconnues ou tout au moins peu étudiées.

(1) Huguier. Mémoires. Académie de médecine, 1849.
(2) Curling. Diseases of the rectum, 2e édit. London, 1864.
(3) Gosselin. Archives de médecine, 1864.
(4) Desprès. Id., 1868.

DÉFINITION.

S'il fallait s'en tenir à la signification rigoureuse du mot « anus, » nous n'aurions à décrire que les ulcérations de l'orifice anal. Mais cette manière d'envisager la question serait peu pratique, car il n'existe vraiment pas d'ulcération anale qui ne déborde soit en dedans, soit en dehors de cet orifice, soit même des deux côtés à la fois. Souvent aussi, les ulcérations du dedans ou du dehors finissent par atteindre l'orifice anal. Aussi regarderons-nous comme ulcérations de l'anus, non-seulement les ulcérations de l'orifice, mais encore celles des parties avoisinantes, qu'elles atteignent ou n'atteignent pas cet orifice.

DIVISION ET CLASSIFICATION.

Les ulcérations anales sont nombreuses, variées, il est donc nécessaire de les grouper.

Au point de vue étiologique, on pourrait les classer en : *traumatiques*, *inflammatoires simples*, *blennorrhagiques*, *chancreuses*, *syphilitiques*, *tuberculeuses et scrofuleuses*, *cancéreuses*.

Au point de vue anatomique, en : *internes* si elles sont en dedans de l'anus; *externes*, si elles sont en dehors.

Tandis que si on prend la forme anatomique, et non le siége, comme caractère différentiel, on aura : les *érosions* quand l'épiderme seul sera enlevé; les *fissures, rhagades* ou *gerçures* quand l'ulcération sera linéaire ou ovalaire et ne dépassera pas le derme; les *ulcérations* proprement dites quand le derme sera détruit dans une plus ou moins grande étendue, et quand aussi l'ulcération aura creusé plus ou moins profondément, voire même jusqu'aux tissus sous-jacents.

Ces différentes variétés anatomiques ou étiologiques peuvent ne pas se correspondre; de telle sorte que, prendre l'une ou l'autre classification serait séparer ce qui doit être réuni, et, étudier toutes ces variétés l'une après l'autre, serait s'exposer à des redites fatigantes. Nous avons tâché d'éviter ce double écueil en adoptant une classification naturelle, subordonnant le caractère anatomique au caractère étiologique, lequel domine toujours le phénomène morbide; la cause, en un mot, nous donnant la notion de famille, la lésion la notion de genre. Nous avons obtenu ainsi :

I. Les *ulcérations simples*, comprenant :

1° Les érosions érythémateuses ;

2° Les fissures tolérantes et les fissures intolérantes;

3° Les ulcérations herpétiques ;

4° Les ulcères chroniques.

II. Les *ulcérations vénériennes*, dans lesquelles nous distinguerons :

1° Les ulcérations blennorrhagiques;

2° Les chancres mous;

3° Les ulcérations syphilitiques.

III. Les *ulcérations tuberculeuses* et *scrofuleuses.*

IV. Les *ulcérations cancéreuses.*

Nous allons étudier successivement chacun de ces types, à l'exception des ulcérations cancroïdales et carcinomateuses qui, étant dues à un processus néoplasique, se compliquent le plus souvent de rétrécissement rectal, et dont, pour cette raison, nous ne nous occuperons que dans la seconde partie de ce travail.

ULCÉRATIONS SIMPLES

I.—ÉROSIONS ÉRYTHÉMATEUSES.

L'érythème de la région anale est excessivement fréquent. Ses causes sont en effet fort nombreuses : écoulements vaginaux, sécrétion cutanée abondante de la région, diarrhées, hémorrhoïdes, pédiculi, oxyures, démangeaisons, défaut de propreté, embonpoint, marches prolongées, vêtements rudes ou mal faits, etc., sans compter la présence d'autres affections de la région, lesquelles se compliquent souvent d'érythème. Parmi ces causes, les unes agissent en ramollissant l'épiderme : c'est ainsi que les personnes chez qui la région périnéale est habituellement humide, ont souvent de l'érythème ; d'autres agissent mécaniquement en enlevant l'épiderme ramolli et mou : tel est, par exemple, le frottement du pantalon dans une longue marche ; il en est enfin qui agissent en irritant, en déterminant une inflammation superficielle, une desquamation épithéliale, un véritable catarrhe cutané. Mais, le plus souvent, ces différents mécanismes se trouvent réunis dans une même cause : l'écoulement hémorrhoïdal, par exemple, ramollit l'épiderme, irrite la peau, et par les démangeaisons qu'il cause appelle le grattage.

Les érosions érythémateuses se rencontrent d'une façon générale, là où le frottement est le plus considérable, à la marge de l'anus, et alors elles occupent la partie culminante des plis radiés. On en rencontre également, plus profondément, dans la portion sphinctérienne, et ordinairement elles s'étendent à tout le pourtour du canal.

Ces érosions se présentent sous l'aspect de surfaces d'un rouge vif, ordinairement piquetées de petits points blancs, lesquels nous ont paru correspondre aux orifices glandulaires. L'épiderme des parties voisines est au contraire blanchâtre, comme macéré. Quand les malades ne se tiennent pas propres, il s'exhale de toute la région une odeur fade, nauséeuse, excessivement repoussante. Ils éprouvent des démangeaisons plus ou moins vives, qui les portent à se gratter ; enfin, et surtout quand l'érosion est interne, c'est-à-dire occupe la région sphinctérienne, la défécation peut être assez pénible.

Ces ulcérations durent d'ordinaire assez longtemps, comme, du reste, les causes qui les entretiennent. Il en est (les érosions hémorrhoïdaires, par exemple) qui sont vraiment à répétition. Ces érosions semblent amener une certaine friabilité du derme, et se compliquent souvent de gerçures ; de plus, elles sont des portes ouvertes aux virus et sont, pour certains sujets, une source constante de danger, comme nous le verrons plus loin.

Le traitement local aura pour but de dessécher les parties, d'empêcher les frottements, de guérir l'irritation. Pour cela, on ordonnera : les lavages avec un liquide faiblement astringent, les pansements avec les poudres d'amidon, de lycopode ou de sous-nitrate de bismuth, l'emploi de linges fins, le repos. Dans les cas d'érosions internes, les mèches enduites de glycérolé au tannin, ou de toute autre composition astringente. Il va sans dire enfin, qu'on s'attachera à combattre ces différentes affections (hémorrhoïdes, écoulements), dont l'érosion érythémateuse est le plus souvent symptomatique.

NOTA. Les érosions érythémateuses étant fort communes et ne donnant pas lieu à des considérations spéciales, nous n'avons pas cru devoir en donner d'Observations.

II. — FISSURES.

Ce genre d'ulcérations anales est encore connu sous les noms de *gerçures*, de *rhagades*, de *crevasses*. Nous avons adopté celui de *fissures*, qui est le plus répandu.

Pendant longtemps, on n'a décrit sous ces derniers titres qu'une seule espèce de fissure, celle qui s'accompagne de névralgie et de spasme. Or, il en existe une autre, laquelle est complétement indolente et qui, si elle ressemble à la première au point de vue de la lésion, en diffère entièrement par les symptômes, et réclame souvent un traitement opposé. Peut-être, nous dira-t-on, qu'il n'y a pas lieu de faire ici deux espèces différentes ; que le spasme et la névralgie ne sont qu'une complication de la fissure, et que la fissure ainsi compliquée n'est qu'une variété de la fissure simple. Mais, peu nous importe, ces différences cliniques sont assez considérables pour nous autoriser à décrire séparément ces deux espèces ou ces deux variétés de fissure.

A l'exemple de M. Gosselin (1), nous les distinguerons par les qualificatifs de *tolérante* et d'*intolérante*, expressions qui déterminent assez heureusement leurs différences symptomatiques.

1. *Fissure tolérante.*

Cette affection n'est mentionnée que par quelques rares observateurs. C'est qu'en effet son caractère d'être tolérante fait qu'elle est souvent méconnue ou négligée par les malades, et par suite inobservée par le médecin. Quant à nous, si nous n'avions pris la ferme résolution d'examiner avec soin l'anus de toutes les femmes qui entraient dans le service, alors même qu'elles ne se plaignaient d'aucun trouble de la défécation, cette lésion nous serait passée inaperçue dans la plupart des cas.

Elle est extrêmement fréquente, chez les femmes de Lourcine tout au moins.

Elle nous a paru résulter de deux ordres de causes : 1° de causes agissant mécaniquement, en amenant une distension trop grande de l'orifice anal ; tel est, par exemple, la sortie d'uu bol fécal, dur et volumineux, à la suite d'une longue constipation (2) ; 2° de causes agissant en rendant

(1) Gosselin, article « Anus, » *Dict. de Médecine et de Chirurgie pratiques.*
(2) Voir Observation n° 2, plus loin.

les tissus plus friables, moins résistants qu'à l'état normal. C'est ce que nous avons constaté chez les femmes dont la région anale était irritée par un écoulement vaginal ou par toute autre cause ; on voit alors la fissure se produire sous l'influence d'une légère constipation ; il se passe là, en un mot, ce qui se passe aux lèvres de la bouche, qui, pendant l'hiver, se gercent sous le moindre effort, par le seul fait du rire. Notre observation n° 1 (1) rentre dans cette catégorie de faits ; c'est le cas d'une fissure survenue chez une femme atteinte d'écoulement vaginal, à la suite d'un rapport contre nature.

La fissure tolérante se rencontre à la marge de l'anus, en avant ou en arrière, rarement sur les côtés. Elle est située dans le fond du sillon qui sépare deux plis rayonnés voisins ; elle y est comme cachée ; et c'est là, avec le peu de douleur, une des causes qui font qu'elle est souvent méconnue.

Pour la trouver, il ne suffit pas en effet de la chercher, il faut savoir la chercher. Or, pour cela, on peut recommander aux malades de pousser comme s'ils allaient à la selle, pendant qu'avec la main on essaye de déplisser la région. On peut aussi se servir du spéculum de M. Sims. Chassaignac (2) recommande un autre moyen : il introduit dans le rectum une petite boule en caoutchouc, et il l'insuffle ; l'attirant alors vers lui, la muqueuse se renverse, et il amène

(1) Voir Observation n° 1, plus loin.
(2) Chassaignac, art Anus, *Dict. encyclop. des Sciences médicales*, t. V, p. 459.

ainsi au dehors, soit les tumeurs, soit les ulcérations siégeant à la paroi interne de l'intestin. Nous n'avons pas employé ce procédé ; le déplissement de l'anus, le speculum de Sims nous ayant toujours suffi.

La fissure, une fois découverte se présente sous l'aspect d'une petite ulcération allongée, laquelle, sous l'influence de la traction des doigts, prend la forme d'un triangle dont la base serait tournée en dehors et le sommet dirigé dans le rectum. Avec le speculum de Sims, l'ulcération prend une forme ellipsoïde ou en bissac, la partie rétrécie correspondant exactement à l'orifice anal. Elle mesure de 1 à 2 centimètres de longueur ; nous ne parlerons pas de la largeur, qui est toute virtuelle, les bords se touchant, si on ne dilate pas l'anus. Ces bords sont assez réguliers, non décollés et très-peu élevés ; parfois, ils semblent se continuer insensiblement avec le fond, d'un côté, avec les parties circonvoisines de l'autre. C'est ce qui a lieu dans les fissures très-légères, les simples gerçures ; tandis que, dans les cas où il y a eu traumatisme (1), ils sont taillés à pic et un peu élevés ; ce sont de véritables crevasses. Le fond est d'un aspect général gris rosé ; en y regardant de près, on y remarque de nombreuses stries parallèles à l'axe de l'ulcération, les unes blanches ou plutôt gris-jaunâtre, les autres d'un rouge assez vif. Pas de pseudo-membrane grisâtre, pas de sécrétion purulente, un peu de sérosité transparente seulement. Le

(1) Voir observation 2, plus loin.

toucher apprend peu de chose, et lorsque la fissure est très-légère, il est difficile de la reconnaître par ce moyen.

Pas ou peu de contracture, jamais de spasme. De la douleur souvent très-vive, mais se produisant seulement au moment de la défécation, par suite du passage des matières fécales sur l'ulcération, et n'ayant pas le caractère névralgique. Il y a de la constipation, laquelle est à la fois cause et effet de la maladie. Enfin, les matières sont parfois striées de sang. On peut rencontrer des condylômes ; ils sont très-petits, correspondant aux fissures (voir observation n° 2, page 4), et siégent en dehors de l'orifice anal, juste au niveau de l'extrémité externe de la fissure.

La terminaison ordinaire de la fissure tolérante est une guérison rapide lorsque la cause morbide a été enlevée ; dans les cas moins heureux, elle peut devenir intolérante ; elle peut encore se transformer en ulcère chronique, comme nous le verrons plus tard ; le premier cas se rencontre chez les personnes nerveuses ; le second, surtout, chez celles qui portent des hémorrhoïdes.

Le traitement est des plus faciles : dans les cas de fissure traumatique, il suffira des soins les plus simples, propreté et mèches rectales qui favoriseront la cicatrisation. Dans les cas de fissures dues surtout à la friabilité des tissus, il faudra éloigner toutes les causes d'irritation, combattre par des lavements et de légers laxatifs la constipation qui occasionne et entretient le mal, et panser également avec des mèches qu'on pourra enduire de glycérolé au tannin. Dans les cas où la cicatrisation est un peu paresseuse, nous nous sommes fort bien trouvés de légères cautérisations au crayon de nitrate d'argent.

OBSERVATION I. — *Écoulement vaginal.* —

Fissure après rapport contre nature.

Chauv..., Anne, âgée de 26 ans, est entrée le 6 août 1868, à l'hôpital Lourcine, salle Sainte-Marie, n° 30.

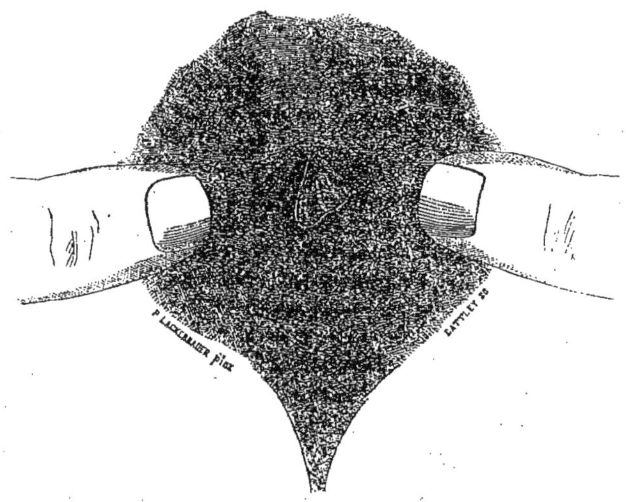

Elle dit n'avoir jamais eu de maladie vénérienne, mais seulement des flueurs blanches venant surtout au moment des règles. Il y a quatre mois, elle est accouchée à terme d'une fille qui jouit d'une excellente santé.

Pendant sa grossesse, il lui est venu un écoulement aune, qui a toujours duré depuis. Elle a commencé à souffrir de l'anus environ un mois avant son accouchement. Elle nous raconte qu'elle a eu, à cette époque, un rapprochement contre nature avec son mari (lequel n'est pas malade, assure-t-elle) ; au moment de l'acte, qui a été complet, elle a éprouvé peu de douleur, et n'a pas subi de perte de sang ; mais c'est depuis ce moment qu'elle souffre de l'anus.

Examinée, elle nous présente, outre son écoulement vaginal, une ulcération à la partie postérieure de la marge de l'anus. Cette ulcération est située entre deux replis. Lorsqu'on déplisse la région, elle a la forme d'un triangle dont la base serait dirigée en dehors, et dont le sommet pénétrerait un peu dans le rectum. La surface est gris-rosée, avec des stries longitudinales, c'est-à-dire dans le sens des plis radiés de l'anus ; elle est tout à fait superficielle ; il n'y a pas de condylôme à sa base. Pas d'hémorhoïdes, pas d'écoulement anal, un peu de contracture. La malade ne souffre que pour aller à la selle ; elle est ordinairement constipée ; ses matières sont alors souvent striées de sang et très-pénibles.

Tampons d'alun dans le vagin. Dans le rectum, mèches enduites de cérat. Rhubarbe et lavements froids.

La malade sort parfaitement guérie de sa fissure, le 4 septembre ; son écoulement, de jaune et abondant qu'il était, était devenu blanc et très-minime.

OBS. II. — *Fissure après violente constipation.*

Gay..., Marie, âgée de 20 ans, entrée le 23 septembre 1868, à l'hôpital Lourcine, salle Saint-Ferdinand, n° 5, avait depuis quinze jours une constipation opiniâtre, qui fut suivie d'une débâcle très-douloureuse; les matières étaient volumineuses, dures, striées de sang : ce fut un véritable accouchement, dit-elle. Comme elle souffrait de l'anus, elle entra à la Pitié, d'où elle fut renvoyée ici.

Elle présente à la partie antérieure de l'anus un petit condylôme non ulcéré, et, à ce niveau, une ulcération rectale de forme allongée, à bords légèrement taillés à pic, mais peu élevés, non décollés et à fond rosé. La malade assure n'avoir jamais eu ni boutons ni taches sur le corps; elle a plusieurs amants qu'elle croit parfaitement sains; l'un d'eux cependant, prenait des injections.

Croyant à une ulcération simple par suite de traumatisme produit par la constipation, nous nous contentons de lui faire prendre des lavements et appliquer des mèches simplement cératées. Et, en effet, au bout de quelques jours, elle sortait sur sa demande, n'ayant plus à la place de sa large fissure qu'une petite ligne rosée presque complétement cicatrisée.

2. *Fissure intolérante.*

Cette espèce d'ulcération est la plus anciennement connue et celle qui a donné lieu au plus grand nombre de travaux;

aussi n'en aurions-nous pas parlé si nous n'avions désiré être complet.

La pathogénie de cette lésion a été diversement interprétée : de là, des traitements tout différents. Il existe deux théories principales, l'une de Boyer, l'autre de Trousseau.

Boyer (1), se fondant sur ce qu'il n'avait jamais vu de simple contracture reproduire tous les symptômes de la fissure, et sur ce que la section du sphincter amenait la guérison de la maladie, professait que la contracture sphinctérienne était toute la maladie, tandis que la fissure n'était qu'un épiphénomène dû à ce que les matières passant à travers cet orifice rétréci, lésaient la muqueuse.

Pour Trousseau (2), au contraire, la fissure, quelle qu'en soit la cause, était le phénomène primordial ; la contracture n'en était que la conséquence ; les matières fécales, en passant sur la fissure, produisaient une vive douleur, qui amenait, par action reflexe, le spasme sphinctérien. Et, partant de là, Trousseau s'appliquait à traiter la fistule, et il guérissait ses malades tout comme Boyer.

Ainsi donc, voilà deux théories contradictoires, deux traitements opposés conduisant cependant au même résultat. C'est qu'en effet la contradiction est plus apparente que réelle. Nous voyons souvent, en pathologie, une lésion en engendrer une autre, puis celle-ci faire naître ou augmenter la pre-

(1) Boyer, *Traité des maladies chirurgicales*, t. X, p. 105.
(2) Trousseau, *Clinique médicale*, t. III, art. Fissure.

mière, laquelle réagira à son tour sur la seconde, et ainsi de suite. Il y a là un véritable cercle morbide dans lequel on peut pénétrer par deux portes différentes, mais qui se resserre sans cesse sur vous, une fois que vous y êtes entré. Eh bien, la fissure spasmodique nous présente un pareil cercle; la fissure peut amener la contracture, comme la contracture peut amener la fissure; et une fois produites, elles s'aggravent réciproquement.

Que devra donc faire le médecin devant un pareil enchaînement morbide? — Rompre l'un des deux anneaux de la chaîne : l'élément fissure ou l'élément spasme. Trousseau s'attaquait au premier, Boyer au second; mais, en résumé, ils poursuivaient la même tâche et arrivaient au même but, quoique par des voies opposées.

Il ne nous reste maintenant que fort peu de chose à dire sur la pathogénie spéciale de chacun des deux éléments constitutifs de la fissure intolérante. Nous avons étudié plus haut la pathogénie du fait anatomique fissure (voir page 16). Quant au phénomène spasme, il doit, ainsi que la névralgie, être regardé comme une manifestation locale d'une sensibilité générale excessive. D'après cette manière de voir, laquelle est adoptée par Chassaignac (1) et Gosselin (2), la fissure intolérante ne serait qu'une fissure survenue chez une personne atteinte de nervosisme; l'intolérance, en un

(1) Chassaignac, loc. cit.
(2) Gosselin, id.

mot, serait due, non pas au fait local fissure, mais au fait général nervosisme.

Voici dans quelles circonstances ces conditions pathogéniques se trouvent le plus souvent réunies : La fissure spasmodique est surtout fréquente dans les périodes moyennes de la vie; on ne la trouve que très-rarement chez l'enfant et chez le vieillard. Les femmes en sont plus souvent atteintes que les hommes : n'avons-nous pas vu que les fissures simples étaient très-fréquentes chez elles, ce qui les expose davantage; de plus, on sait combien grande est leur susceptibilité nerveuse, ce qui les prédispose. La grossesse s'accompagne ou est suivie souvent de fissure; Trousseau (1) l'explique par les hémorrhoïdes, la constipation des derniers temps de la grossesse, par les tiraillements qui se produisent au moment de l'accouchement, par les lochies qui viennent irriter la petite ulcération, l'empêchent de se cicatriser, et qui, s'il n'y a pas plaie, irritent les tissus, les rendent plus friables, et c'est ainsi qu'ils s'éraillent par le passage des matières dures, comme elles le sont quand il y a constipation.

Nous avons déjà signalé la coexistence fréquente des fissures annales avec les hémorrhoïdes, les pertes vaginales et utérines. Nous avons dit également que la fissure tolérante pouvait devenir intolérante. Un fait remarquable, et qui se rapproche de celui-ci, c'est qu'après l'extirpation des

(1) Trousseau, *Clinique médicale*, t. III, p. 385.

hémorrhoïdes internes ou externes, surtout si elles ont été volumineuses et si elles ont donné lieu à des pertes sanguines considérables, il n'est pas rare de voir apparaître, quelque temps après l'opération, tous les symptômes de la fissure névralgique et spasmodique. Parfois, elle disparaît facilement, mais il arrive aussi qu'une opération est nécessaire.

Au point de vue du siége, de la forme et des dimensions de l'ulcération, la fissure intolérante ne diffère en rien de la fissure tolérante (voir page 17). Aussi ne nous occuperons-nous ici que des symptômes, et plus spécialement de la contracture et de la névralgie.

Outre le sentiment de tension et de plénitude que les malades éprouvent sans cesse, outre la douleur vive qui survient au moment de la défécation ou de l'introduction du doigt explorateur, ou même daus la marche, la toux, les efforts, il existe des accès de névralgie caractéristiques; ils surviennent, non pas au moment même de la défécation, mais quelque temps après, quinze à vingt minutes en moyenne; les douleurs que les malades éprouvent sont intolérables, et pour les exprimer, ils se servent des comparaisons les plus saisissantes: arrachement de l'anus avec un fer rouge, coin enfoncé dans le fondement, coups de marteau, etc. Il est à remarquer que ces accès surviennent alors même que les matières fécales sont molles ou liquides.

En même temps que se produisent ces accès, le sphincter se contracte énergiquement; dans l'intervalle, la contracture persiste, mais beaucoup moins intense. Quelques auteurs ont nié ce fait, disant qu'on a pris pour contracture ce qui n'était que tonicité musculaire. C'est aller trop loin, à notre avis ; la contracture musculaire ne peut être niée ; seulement, dans un certain nombre de cas, elle n'est pas très-intense.

La constipation, que nous avions déjà signalée dans la fissure tolérante, est ici beaucoup plus considérable, ce qui tient probablement à ce qu'elle aggrave la maladie et est aggravée par elle. En effet, la constipation, avons-nous vu, peut occasionner la fissure ; et la présence de la fissure augmente la constipation, parce que la douleur est si pénible que les malades n'osent manger, pour s'éviter d'aller à la selle.

Ces troubles locaux ne sont pas sans avoir un certain retentissement sur la santé générale du malade : de ce qu'ils mangent moins et souffrent davantage, ils dépérissent ; en même temps qu'ils deviennent d'une susceptibilité nerveuse extrême.

On ne confondra pas la fissure intolérante avec la fissure tolérante. En effet, si la lésion anatomique est la même, s'il existe assez souvent de la contracture dans la fissure tolérante, un sentiment de tension et une vive douleur au moment de la défécation, jamais on ne constatera cet accès de névralgie et de spasme, qui est vraiment pathognomonique, dans la fissure intolérante.

Le traitement a été pratiqué par deux méthodes entièrement opposées. (Nous croyons en avoir donné l'explication plus haut. Voir page 24.) La première a pour but la guérison de la fissure ; les moyens employés sont innocents et cependant réussissent bien souvent ; aussi devra-t-on commencer par eux. Tel est le traitement de Trousseau (1) : si la fissure est externe, lotions simples, deux ou trois fois par jour, avec le liquide suivant :

Eau..........	150 gr.
Extrait de ratania / Teinture de ratania	1 à 4 gr.

Si elle est plus profonde, se servir du même liquide en lavement à jet continu ; la malade faisant effort contre l'injection, la rejettera à mesure dans la cuvette ; et cela, deux ou trois fois par jour pendant trois à quatre minutes. En même temps, entretenir la liberté du ventre par des laxatifs et des lavements à l'eau de son. Trousseau ajoute que sous l'influence de ce traitement, les douleurs sont d'abord aggravée, puis se calment bientôt. A la place de l'injection de ratania, il recommande encore l'injection au sulfate de cuivre, 15 cent. pour 150 gr. d'eau.

Quant à nous, nous nous sommes parfaitement trouvés de mèches enduites de :

Glycérolé d'amidon...	60 gr.
Extrait de ratania.....	4 gr.
Extrait de belladone..	2 gr.

à quoi on peut joindre les laxatifs légers et les lavements. La cautérisation au crayon de nitrate d'argent, si elle n'était si douloureuse, serait encore un excellent moyen.

(1) Trousseau, loc. cit.

Mais il est des cas rebelles où il faut recourir à l'autre méthode, laquelle a pour but de combattre le spasme. Les divers moyens employés sont : la dilatation lente ou brusque ; l'incision soit avec l'instrument tranchant, soit avec l'instrument écrasant ; l'excision enfin.

L'excision est, selon nous, un mauvais procédé, parce qu'il expose à plus de danger que les autres, sans offrir en échange de plus grands avantages.

L'incision, employée par Boyer avec succès, n'est pas sans inconvénient, si on emploie l'instrument tranchant surtout ; l'instrument écrasant est préférable. Voici, du reste, ce que conseille Chassaignac à ce sujet :

« Le malade étant couché sur le dos, les deux jambes relevées et modérément écartées, et le corps reposant transversalement soit sur le rebord d'un lit résistant, soit sur une table garnie de couvertures de laine et d'alèzes pliées en plusieurs doubles ; on l'endort à l'aide du chloroforme, s'il redoute trop vivement la douleur. Le chirurgien fait pénétrer à un centimètre et demi, deux centimètres au plus de l'orifice anal, un trocart courbe dont il reçoit la pointe entre les deux premiers doigts de la main gauche, qu'il a préalablement placés à l'intérieur du rectum. Lorsque ce premier temps est accompli, on fait ressortir à travers l'anus, la pointe du trocart, qui a compris dans son trajet l'épaisseur plus ou moins complète du sphincter ; on fait pénétrer alors dans l'extrémité libre de la canule, dont on a retiré le poinçon, une chaîne que l'on ramène de la muqueuse vers la peau en même temps que la canule, et on termine l'opération par la section de tous les tissus compris dans l'anse formée par la chaîne.

« Le résultat est très-satisfaisant, et la guérison est radicale. Le pansement est simple ; il consiste à appliquer, pendant les premières vingt-quatre heures, un bandage en T soutenant quelques compresses d'amadou. Les jours suivants, on se borne à saupoudrer la région anale avec de l'amidon. Point de suppuration. Cicatrisation isolée des deux lèvres de l'incision. »

Toujours dans le but d'obvier aux accidents de l'incision, Blandin a proposé l'incision sous-cutanée et sous-muqueuse ; les résultats, paraît-il, n'ont pas été plus heureux.

Quant à la dilatation, elle peut être lente ou brusque. La dilatation lente est un mauvais moyen, car elle produit de vives douleurs, demande un temps considérable, et, en fin de compte, ne réussit pas toujours. La dilatation brusque, au contraire, est un excellent procédé, quand elle est pratiquée méthodiquement.

Voici comment on peut procéder :

La malade étant couchée soit sur le dos, les cuisses élevées ; soit sur le côté, la jambe inférieure étendue, l'autre pliée, on introduit successivement les deux indicateurs, de telle façon qu'ils s'appliquent par leur face dorsale ; écartant alors leurs extrémités, tandis que leurs racines restent en contact et se donnent un point d'appui réciproque, on presse fortement sur les tissus ; il faut avoir soin d'agir sur le sphincter seulement et de ne point déchirer la peau. Après avoir ainsi dilaté dans un sens, latéralement, par exemple, on répète la manœuvre dans le sens antéro-postérieur. Il est nécessaire de déployer une certaine force, et souvent il faut introduire, outre les deux indicateurs, les deux médius. On sait que la dilatation est suffisante quand le sphincter n'offre plus de résistance.

Quelques praticiens ne font pas de pansements consécutifs; nous pensons que c'est là une cause fréquente de récidive. Quant à nous, nous appliquons des mèches enduites de cérat simple ou d'une pommade astringente, afin de favoriser la cicatrisation de l'ulcère, et d'empêcher le retour de la contracture en maintenant une certaine dilataion.

En résumé, un cas de fissure étant donné, nous conseillons de commencer toujours par la médication astringente; si elle ne réussit pas, en venir à la dilatation brusque; si enfin la dilatation ne réussit pas davantage, ce qui est fort rare, inciser le sphincter, et de préférence avec l'écraseur.

II. — ULCÈRE CHRONIQUE.

Cette forme d'affection ne nous semble pas avoir été décrite par les auteurs, soit qu'ils n'aient pas eu l'occasion de l'observer, soit que l'ayant vue ils en aient méconnu la nature. C'est ainsi que Curling (1) nous semble avoir confondu sous le nom de « chronic ulceration of the rectum «

(1) Curling, *Diseases of the rectum*. London, 1851, p. 77.

le chancre mou de l'anus et l'ulcère chronique dont nous nous occupons en ce moment. Ces ulcérations ont, en effet, comme nous le verrons, tant de points de ressemblance, que cette erreur s'explique facilement.

Toute cause de gerçure ou d'ulcération anale peut être l'occasion d'un ulcère : constipation opiniâtre suivie de débâcle (observ. 3), constipation et pertes vaginales (observ. 4 et 5), chancres mous (obs. 9, 12, 16 et 18). Cependant, comme toutes les fissures simples ou blennorrhagiques, comme tous les chancres mous ne présentent pas toujours cette terminaison, il faut bien admettre une autre cause morbide donnant à la maladie cette marche spéciale. Cette cause, quelle est-elle ? Un fait nous a frappés : c'est que toutes les malades chez qui nous avons constaté ces ulcères, toutes portaient des hémorrhoïdes; comparant alors ces ulcères s'accompagnant toujours d'hémorrhoïdes, aux ulcères des membres variqueux, nous avons pensé et nous pensons qu'entre les ulcères de jambe et les varices, il doit exister le même rapport qu'entre les ulcères de l'anus et les hémorrhoïdes, que ces ulcères ne sont, en un mot, que des ulcères variqueux. Il se peut encore que l'ulcère anal se développe sous l'influence de causes autres que l'état local : hémorrhoïdes, sous l'influence d'une cause générale, d'un trouble profond de nutrition, par exemple, il y aurait alors à l'anus des ulcères atoniques comme il y a des ulcères variqueux.

Comme la fissure, l'ulcère anal siége à la marge de l'anus,

ordinairement en arrière, quelquefois en avant, rarement sur les côtés ; il se prolonge dans la région sphinctérienne plus ou moins profondément. Dans l'une de nos observations (n° 4), il n'atteignait pas le bord supérieur du sphincter, il semblait succéder à une fissure. Dans une autre (n° 3), il allait jusqu'au sphincter, il y avait eu déchirure par défécation d'un bol volumineux de matières ; il en est de même dans les ulcères suites de chancres mous, comme nous le verrons plus loin.

Dans les cas d'ulcère suite de plaie (obs. 3), ou de fissure (obs. 4 et 5), la forme est allongée, régulière, tandis qu'après les chancres mous elle peut être fort irrégulière. Le fond est tantôt gris jaunâtre, tantôt d'un rouge plus ou moins vif ou un peu violacé ; il est souvent sillonné de stries rouges et jaunes, soit longitudinales, soit transversales ; les stries longitudinales nous ont paru exister quand le derme n'est pas détruit ; les stries transversales, quand l'ulcération a gagné le sphincter ; les stries rouges semblent produites par les fibres du tissu malade ; les stries jaunes, par le muco-pus interposé entre les fibres. Les bords ne sont pas décollés, mais ils sont plus ou moins taillés à pic, surtout quand l'ulcération est un peu profonde. C'est là un caractère que présentent également les ulcérations de la langue ; peut-être, est-il dû à ce qu'il existe des faisceaux musculeux qui s'insèrent à la face profonde des muqueuses linguale et anale.

A la base de l'ulcère, on trouve quelquefois un condylôme, mais il est toujours fort petit; à son extrémité profonde, nous avons rencontré de petits polypes qui, comme les condylômes, s'étaient peut-être développés sous l'influence de l'irritation du voisinage. Nous avons déjà dit que chez toutes nos malades, nous avions rencontré des hémorrhoïdes soit internes, soit externes; et cependant, nous pensons qu'il peut exister des ulcères chroniques sans hémorrhoïdes (1).

A côté de ces signes physiques, il en est de fonctionnels, ce sont : l'écoulement, la contracture, la douleur, la constipation.

L'écoulement paraît dû à la suppuration de l'ulcération et à un catarrhe léger de la muqueuse irritée; il a, du reste, tous les caractères physiques du muco-pus. Il s'écoule au moment des selles, mais aussi dans leur intervalle; auss tache-t-il et empèse-t-il le linge des malades; d'ordinaire sa sortie ne s'accompagne pas d'épreinte.

La contracture n'est pas un phénomène constant; on pourrait même dire qu'elle n'existe pas dans la plupart des cas.

La douleur existe toujours, mais son intensité est on ne peut plus variable; ordinairement elle est très-supportable, tandis que quelquefois, et nous avons remarqué que dans ces cas il y avait de la contracture, la douleur est excessive. Elle se produit au moment de la défécation et paraît due au

(1) Voir Ulcérations syphilitiques.

passage des matières fécales sur les tissus à vif. Nous n'avons pas constaté de douleur spontanée ni de spasme névralgique, comme dans les fissures intolérantes, alors même que la contracture existait.

Il y a ordinairement de la constipation ; et cela s'explique facilement, puisque cette maladie se rencontre chez des personnes habituellement constipées, puisque toutes les lésions douloureuses amènent la constipation, les malades évitant d'aller à la selle.

La marche de l'ulcère anal est excessivement lente et ils s'accroissent peu : nous en avons vu qui duraient depuis plus de six mois ; ils paraissaient venir d'une fissure et avaient à peu près les dimensions ordinaires de cette affection. Si, abandonnés à eux-mêmes, ils s'accroissent peu, en revanche ils ne se guérissent que fort lentement, quoi qu'on fasse. Nous en avons soigné (obs. 3) pendant six mois avant de pouvoir en obtenir la guérison. Cependant, tous ont fini par guérir et par guérir sans rétrécissement. Lorsqu'ils sont très-étendus et se cicatrisent, peuvent-ils amener un rétrécissement? Lorsqu'au contraire ils ne sont pas traités, et continuent à bourgeonner, peuvent-ils arriver à obstruer le rectum ? — Nous ne saurions le dire.

L'ulcère anal pourrait être confondu avec la fissure et avec le chancre mou. Nous ne nous occuperons que du diagnostic de la fissure, renvoyant celui du chancre mou à l'étude de cette affection.

Il est des cas où toute erreur est impossible, dans ceux,

par exemple, où l'ulcère succédant à un chancre mou, est fort étendu ; mais quand l'ulcère est petit, le diagnostic est plus difficile: en effet, même siége, mêmes troubles fonctionnels, presque mêmes caractères physiques. Cependant, dans la fissure, les bords sont fort peu élevés, le fond est rouge ou rosé, non suintant ; dans l'ulcère, les bords sont plus épais, comme congestionnés, le fond est souvent grisâtre et toujours suppurant. Enfin, il y a la présence des hémorrhoïdes qui indiquera que la lésion est, ou tout au moins va devenir un ulcère. Ajoutons que la fissure qui reste fissure se guérit rapidement, tandis que l'ulcère n'a aucune tendance à la guérison. Dans un troisième ordre de cas, le diagnostic est impossible, du reste il n'y a pas lieu de le faire, ce sont les cas de fissures devenant ulcéreuses, cas intermédiaires appartenant aussi bien aux fissures qu'aux ulcères.

Le traitement de l'ulcère anal, comme celui de toutes les ulcérations chroniques, n'a que peu de prise sur le mal et doit être continué pendant longtemps. Voici celui que nous employons : lavements froids tous les jours, et rhubarbe aux repas ; mèches enduites de topiques excitants ou astringents ; et, tous les huit jours, cautérisation légère au crayon de nitrate d'argent. Dans les cas où il y avait de la douleur, ce qui nous a paru coïncider avec de la contracture, nous avons pratiqué avec succès la dilatation forcée avec les doigts. Nous n'avons pas essayé les douches périnéales; peut-être en retirerait-on grand profit !

Nous ne donnons ici que les observations d'ulcère succédant soit à un traumatisme, soit à des fissures; on retrouvera plus loin les ulcères ayant succédé à une affection virulente ; et nous verrons que c'est bien la même maladie, quoique parfois avec de petites différences de détail, dues aux différences d'origine.

OBS. III. — *Ulcère de l'anus, suite de constipation. Hémorrhoïdes.*

Blon..., Thérèse, âgée de 38 ans, domestique, est entrée le 18 mai 1868 à l'hôpital Lourcine, salle saint Louis, nº 18, pour se faire traiter d'un mal à l'anus. Or, voici ce que nous présente cette région :

L'anus est variqueux; à sa partie postérieure, entre deux replis, on voit une ulcération longitudinale; les bords de cette ulcération sont taillés à pic, un peu déchiquetés; le fond est d'un gris jaunâtre, un peu rosé; il laisse suinter un liquide séro-purulent. Par le toucher, on reconnaît que le sphincter n'est pas contracturé, que l'ulcération est molle, et qu'elle remonte jusqu'au niveau du bord supérieur du sphincter; en retirant le doigt, on voit sortir de l'anus une espèce de grosse larme de matière purulente, épaisse, et d'un jaune verdâtre. A la partie antérieure de l'anus, on voit également deux petites ulcérations : l'une d'elles est située à l'origine d'un repli anal, l'autre est placée plus profondément, mais toujours au fond du même repli; elles sont toutes les deux de forme ovoïde, ayant de 3 à 5 millimètres de diamètre ; leurs bords sont taillés à pic, rosés ; leur fond est grisâtre et suintant. La fourchette, le vagin, le col utérin ne présentent aucune lésion; les ganglions inguinaux ne sont pas engorgés ; aucune trace, en un mot, d'affection spécifique.

Cette malade ne s'est aperçue de son mal que depuis une quinzaine de jours ; elle l'attribue à une constipation opiniâtre qui s'est terminée par une défécation atrocement pénible. Elle nie énergiquement tout rapport anti-physique ; elle n'est pas mariée et nous assure ne pas avoir d'amant ; du reste, les renseignements fournis sur elle par ses maîtres sont excellents.

Elle nous raconte qu'elle a déjà eu pareille maladie à l'âge de 23 ans ; c'était également à la suite d'une constipation, laquelle avait été suivie de diarrhée ; elle fut alors cautérisée plusieurs fois ; elle se lavait avec du vin aromatique, se pansait avec de la charpie enduite de pommade, et fut ainsi guérie en cinq semaines.

15 *mai*.— Avec le pus de l'ulcération rectale, deux inoculations sont pratiquées à la face interne de chacune des cuisses.

26 *mai*. Les inoculations n'ont rien donné. Les deux petites ulcérations de la partie antérieure de l'anus sont plus grandes et tendent à se rejoindre ; l'ulcération postérieure ne présente aucun changement apparent. Ecoulement du pus abondant. Cautérisation avec le crayon de nitrate d'argent; mèches enduites de cérat comme pansement quotidien.

2 *juin*. — Toujours rien aux points d'inoculation. Sous

l'influence des cautérisations, les petites ulcérations anales sont en partie guéries ; l'ulcération postérieure a ses bords moins taillés à pic, non décollés ; son fond est toujours grisâtre.

Même traitement jusqu'au mois de juillet.

Pendant le mois de juillet et le commencement d'août, la malade n'a pas été cautérisée, mais elle a mis ses mèches régulièrement et avec grand soin.

18 *Août.* — Les ulcérations antérieures sont parfaitement guéries ; on en voit à peine la cicatrice. L'ulcération postérieure est cicatrisée dans sa partie la plus extérieure, mais sa partie la plus profonde ne l'est pas encore ; le doigt pénètre dans une espèce de rainure longitudinale, qui cesse au niveau du bord supérieur du sphincter ; et, en sortant, il ramène encore un peu de matière purulente épaisse. La malade ne souffre presque plus.

Les cautérisations au crayon de nitrate d'argent sont reprises ; les mèches continuées.

22 *septembre.* — La malade ne souffre plus ; elle perd encore un peu de matière par le fondement ; et, par le toucher, on reconnaît que la partie la plus élevée de l'ulcération a encore résisté aux cautérisations ; peut-être n'ont-elles pas été portées assez profondément.

6 *Octobre.* — L'ulcération est complétement cicatrisée ; parfois cependant il s'échappe encore un peu de muco-pus par l'anus. Les cautérisations sont cessées, les mèches continuées.

11 *novembre.* — La malade sort parfaitement guérie : à a place de l'ulcération, on voit une surface plus blanche que les parties voisines et parfaitement cicatrisée; à ce niveau, il n'existe pas de rétrécissement, et la défécation s'exécute naturellement; plus de pertes, plus de douleurs. On recommande à la malade de continuer encore ses mèches, et de revenir dans quelque temps à la consultation.

Fin décembre. — La malade revient : la guérison s'est parfaitement maintenue; le tissu cicatriciel n'a pas produit de rétrécissement.

OBS. IV. — *Ulcère anal, suite de constipation et d'écoulement vaginal. Hémorrhoïdes.*

Lec..., Thérèse, âgée de 32 ans, entrée le 25 juin 1868, salle Sainte-Marie, n° 10, a eu dans sa jeunesse quelques manifestations scrofuleuses; elle est accouchée depuis 6 mois; à la suite de cet accouchement, il lui est venu des pertes jaunes et vertes, et, un mois après environ, des douleurs très-violentes en allant à la selle; elle était alors constipée et rendait parfois du sang avec les matières; elle assure n'avoir subi aucun rapprochement sexuel depuis plus de huit mois.

L'examen de l'anus nous montre plusieurs tumeurs hémorrhoïdaires, et, à sa partie postérieure, une ulcération triangulaire à bords un peu taillés à pic, mais non décollés ni déchiquetés, à fond rouge et grisâtre par places; elle remonte peu dans le rectum; il n'y a pas de condylôme à sa base ; le toucher est douloureux ; il y a de la contracture

La dilatation forcée de l'anus est pratiquée, la malade étant préalablement chloroformée, et des mèches sont appliquées journellement.

Sous l'influence de ce traitement la malade cesse de souffrir de l'anus ; mais l'ulcération persiste avec ses caractères. On emploie alors des cautérisations avec la solution de nitrate d'argent.

Le fond de l'ulcération devient d'un beau rouge, les bords se cicatrisent peu à peu.

Enfin, le 5 octobre, l'ulcère est complétement guéri ; l'anus et le rectum sont souples, non rétrécis ; la malade ne souffre plus, un peu cependant quand elle est constipée.

OBS. V. — *Ulcère anal, suite de constipation et de catarrhe utérin. Hémorrhoïdes.*

Leu..., Virginie, âgée de 27 ans, entrée le 7 septembre 1868, salle Saint Louis, n° 9, a depuis longtemps une ulcération du col pour laquelle elle s'est fait soigner à l'Hôtel-Dieu, il y a quatre ans, et à la Charité chez M. Nonat, au mois de janvier dernier. De plus, elle éprouve depuis six à huit mois de grandes douleurs pour aller à la selle ; elle est du reste ordinairement constipée ; elle nie tout rapport contre nature.

Actuellement, elle nous présente, outre sa métrite, un condylôme à la partie antérieure de l'anus ; et, en déplissant la région, on découvre une ulcération dont les bords sont légèrement taillés à pic, mais peu élevés et non décollés, dont le fond est rosé sans exsudat grisâtre; enfin il existe des hémorrhoïdes. Les selles sont très-pénibles, et accompagnées ordinairement de pertes de sang.

L'ulcération anale est légèrement cautérisée avec le crayon de nitrate d'argent; des mèches sont placées journellement; des lavements et des laxatifs sont fréquemment ordonnés. Grâce à ce traitement, l'ulcération se cicatrise peu à peu, mais lentement; et la malade ne peut sortir guérie que le 28 octobre.

IV. — ULCÉRATIONS HERPÉTIQUES.

Comme on le sait, l'herpès consiste en l'éruption d'un ou de plusieurs groupes de petites vésicules transparentes ayant la forme et le volume d'un grain de mil; chaque groupe repose sur une base rouge, enflammée, mais la peau qui sépare, les divers groupes est saine. Au bout de quatre ou cinq jours, les vésicules s'affaissent, le liquide devient purulent, puis se dessèche en croûtes brunâtres, lesquelles finissent par tomber en laissant à leur place une petite tâche rougeâtre.

La région anale peut également présenter de l'herpès. Il occupe le pourtour de l'orifice anal, à la façon de l'herpès buccal autour de la bouche ; c'est donc, comme l'érythème, non plus une lésion de l'orifice de la partie sphinctérienne comme la fissure et l'ulcère, mais une lésion extérieure, une lésion de la marge de l'anus.

L'herpès se développe là comme partout ailleurs; seulement il est atrocement douloureux et il se termine d'une façon différente : à la suite de l'affaissement et de la rupture des vésicules, il ne se forme pas de croûte, et l'érosion légère qui a succédé à la vésicule, au lieu de se cicatriser, se creuse et s'agrandit pour former une véritable ulcération qui, parfois ressemble, à s'y méprendre, à l'ulcération chancreuse.

Fournier a fait remarquer (1) que ces ulcérations herpétiques étaient ordinairement nombreuses, petites, superficielles, prurigineuses ; que leur pourtour était très-souvent régulièrement sinueux, formé par une « série de petits segments de circonférence, ce qui tenait à ce que la plaie totale résulte de la fusion de plusieurs petites plaies circulaires. »

Quand ce caractère existerait, il serait pathognomonique.

L'ulcération herpétique se guérit rapidement sous l'influence d'un simple pansement.

Ces caractères tout particuliers de l'herpès anal se constatent également pour l'herpès vulvaire ; ils paraissent dus aux conditions spéciales dans lesquelles se trouvent ces tissus, à l'état d'humidité et aux frottements des parties.

On ne confondra l'herpès ni avec la fissure, ni avec l'ulcère ; ils n'ont pas le même siége, comme nous l'avons dit précédemment ; la fissure et l'ulcère siégent à l'orifice et s'étendent plus profondément, l'herpès siége au pourtour.

(1) *Dict. de médecine et de chirurgie pratiques*, t. VII, p. 117.

On ne confondra pas non plus l'érosion érythémateuse, qui a le même siége, mais dont les caractères sont tout différents, puisque c'est une érosion et non une ulcération.

Le diagnostic de l'herpès et du chancre mou sera plus difficile ; nous en parlerons à propos de cette dernière affection.

Le traitement est des plus simples ; il suffira, en effet, de dessécher les parties et d'empêcher les frottements pour obtenir la guérison ; et on obtiendra ce résultat par l'emploi de poudres telles que la poudre d'amidon, de lycopode, de sous-nitrate de bismuth ; une légère cautérisation à la solution de nitrate d'argent nous a souvent donné d'excellents résultats (1).

(1) Nous n'avons pas cru devoir parler de l'*eczéma de l'anus*, malgré tout l'intérêt que présente cette affection si rebelle au traitement et si incommode pour le malade. En effet, les diverses ulcérations qu'elle présente sont secondaires : érosions erythémateuses, fissures, coups d'ongle, et ne présenteraient aucun intérêt particulier. Nous renvoyons donc le lecteur aux excellentes leçons de Bazin sur les affections génériques de la peau, et à celles de Hardy sur les maladies de la peau.

ULCÉRATIONS VÉNÉRIENNES

I. — ULCÉRATIONS BLENNORRHAGIQUES.

Les ulcérations anales qui nous ont paru être liées à la blennorrhagie sont ou des érosions ou des fissures ; elles ne diffèrent en rien, comme aspect et comme marche, des érosions et des fissures que nous avons précédemment étudiées : aussi, nous pensons que la blennorrhagie n'agit pas en tant que maladie virulente, mais seulement en tant que maladie inflammatoire. Ajoutons que le traitement ne présente rien de particulier. Sans donc entrer dans de plus grands détails, nous nous contenterons d'exposer trois observations ; la dernière est remarquable en ce qu'elle est un exemple d'un ulcère développé chez une femme hémorrhoïdaire, à la suite d'une fissure de cause blennorrhagique.

OBS. 6. — *Vaginite aiguë. — Fissure anale.*

Doy.., Virginie, âgée de dix-huit ans, entrée le 20 août 1868 à l'hôpital Lourcine, salle Sainte-Marie, n° 14, a toujours été sujette aux pertes blanches. Il y a six mois, étant enceinte, elle fut prise de douleurs en urinant et d'un écoulement jaune vert. On la traita par les injections d'alun, qui modifièrent et firent diminuer l'écoulement ; elle accoucha, il y a six semaines, et depuis ce temps, l'écoulement est redevenu jaune et plus abondant que jamais. Elle n'a fait, cette fois, aucun traitement, espérant une guérison spontanée.

Or, voici quel est son état actuel :

Végétations à la vulve, se prolongeant assez loin dans le vagin ; muqueuse vaginale rouge; écoulement jaune ; col ulcéré à son orifice et donnant passage à du muco-pus.

L'entrée du speculum amène de la douleur et un léger écoulement sanguin provenant des végétations vaginales.

A la partie antérieure de l'anus existe une légère fissure n'occasionnant que peu de douleur et ne s'accompagnant que d'une très-légère contracture.

Tampons d'alun tous les huit jours, attouchement de la fissure avec le crayon de nitrate d'argent.

29 *septembre*. — L'écoulement a considérablement diminué, mais il est encore jaune ; l'ulcération du col se cicatrise. La fissure n'étant pas encore guérie, la malade est endormie, et son anus dilaté.

Cette fois, la guérison est complète (5 *octobre*.)

OBS. VII. — *Vaginite aiguë*. — *Fissure anale*.

Pig..., Philomène, âgée de vingt-trois ans, entrée, le 3 juillet 1868, hôpital Lourcine, salle Saint-Louis, nº 34, perd et souffre en urinant, depuis un mois environ ; dans ces derniers temps, elle a souffert du fondement ; elle était, du reste, très constipée. Elle assure n'avoir jamais subi de rapport contre nature.

Depuis son entrée à l'hôpital, la constipation a augmenté et elle souffre davantage.

En effet, nous lui trouvons à l'anus, entre deux replis, une ulcération allongée à bords rouges, réguliers, peu élevés, non décollés et à fond gris rosé.

Cette ulcération est inoculée à deux reprises et sans succès. Puis elle est cautérisée avec le crayon de nitrate d'argent, et des tampons d'alun sont placés dans le vagin.

L'écoulement se tarit, la fissure se guérit, et la malade sort le 21 juillet.

OBS. VIII. — *Ulcère suite de fissure blennorrhagique. — Hémorrhoïdes* (1).

Jan..., Philomèle, âgée de 21 ans, entrée le 30 avril 1868 à l'hôpital Lourcine, salle Saint-Louis, n° 2, a présenté dans sa jeunesse quelques manifestations scrofuleuses. Elle a été prise, il y a deux mois, d'un écoulement jaune, de douleurs en urinant, et de démangeaisons à la vulve. Elle avait vu, neuf jours auparavant, un homme qu'elle a su depuis être malade. Elle n'a suivi aucun traitement; la chaudepisse a diminué, l'écoulement a persisté, et depuis trois semaines il lui est venu des douleurs en allant à la selle.

Actuellement, elle nous présente l'état suivant : l'entrée

(1) Voir planche I, figure I.

du speculum est très-douloureuse; la muqueuse est rouge et parsemée de granulations d'un rouge plus vif et du volume de la tête d'une épingle ; elle sécrète une matière jaune et séreuse. L'anus est garni d'hémorrhoïdes, et en avant on trouve une fissure simple.

Des tampons d'alun sont placés tous les huit jours dans le vagin : les granulations disparaissent ; l'écoulement, de jaune qu'il était, devient blanc et moins abondant (8 juin). Enfin, il cesse complétement (22 juin), et la malade sort de l'hôpital, la fissure n'était pas guérie, et des végétations commençaient à poindre à la fourchette.

18 *août*. Nous retrouvons la malade dans le service avec une leucorrhée, des végétations nombreuses à la fourchette, et plusieurs tumeurs hémorrhoïdaires à l'orifice anal ; de plus, à la partie antérieure de cet orifice, un petit condylôme faisant un relief de 3 millimètres environ. En déplissant la région, on découvre à ce niveau une ulcération se prolongeant dans le rectum ; les bords en sont réguliers, non décollés, mais légèrement taillés à pic; le fond est d'un rouge quelque peu grisâtre; sur les côtés, ce fond présente une teinte bleue noirâtre qui paraît due à ce que les veines voisines et presque dénudées sont vues par transparence. Le toucher est douloureux ; il existe un peu de contracture ; l'ulcération ne remonte pas à plus de 1 centimètre dans le rectum, et n'atteint pas, par conséquent, le bord supérieur du sphincter.

La malade est ordinairement constipée; les selles sont

très-douloureuses ; il existe un suintement anal plutôt qu'un écoulement rectal.

Nous pratiquons deux inoculations à la face interne des cuisses.

9 *septembre*. Les inoculations n'ont donné aucun résultat, M. Péan, la malade étant endormie, excise les végétations et pratique la dilatation forcée de l'anus avec les doigts, puis on panse avec des mèches enduites de cérat simple.

La malade souffre pendant les deux jours suivants, puis la douleur cesse peu à peu : la contracture ne reparaît pas, mais l'ulcération persiste avec tous ses caractères.

Elle est alors cautérisée (15 *septembre*) avec le crayon de nitrate d'argent, et cette cautérisation est répétée deux fois par semaine ; les mèches sont continuées, mais elles sont enduites de cérat au ratanhia.

L'ulcération devient d'un beau rouge, et les bords commencent à se cicatriser (22 *septembre*).

Puis, la malade ne souffrant plus sort malgré nous de l'hôpital, quoique l'ulcération ne soit pas complétement guérie.

II. — CHANCRES MOUS DE L'ANUS.

Nous avons employé à dessein l'expression de chancres *mous* et non pas celle de chancres *simples* ou de chancres *non infectants*, afin d'éviter tout malentendu; ne nous occupant que de la lésion locale, nous n'avons pas à rechercher si elle sera, oui ou non, suivie d'accidents syphilitiques.

Le chancre mou, comme on le sait, est toujours le résultat d'une inoculation ; il exige donc deux conditions pour se produire : un virus spécial d'une part, une porte d'entrée de l'autre. Or, ces deux conditions peuvent se trouver réunies à l'anus :

1° L'anus, comme nous l'avons vu, est fréquemment le siége d'érosions, de fissures ou d'ulcérations ; 2° le virus peut y être transporté soit dans des rapports sexuels, normaux ou anormaux, soit par auto-inoculation.

Les chancres mous de l'anus sont encore assez fréquents : ainsi, dans notre service de Lourcine, pendant l'année 1868, le douzième de nos malades avaient des chancres mous ; cette forme d'ulcération constituait, à elle seule, près de la moitié de nos ulcérations anales.

Cette affection est beaucoup moins fréquente chez l'homme que chez la femme. Ainsi, Fournier (1) a trouvé, chez l'homme, 1 chancre mou de l'anus sur 445 cas, et Debauge, chez la femme, 1 sur 9.

A cela, plusieurs raisons : 1° la pédérastie s'exerce plus souvent d'homme à femme que d'homme à homme ; les femmes sont donc plus exposées à l'inoculation directe ; 2° un chancre mou des parties génitales chez l'homme ne peut guère s'inoculer à l'anus, s'il n'y a pas transport de virus par les doigts ou les pièces de pansement, tandis que chez la femme, le pus d'un chancre mou de la fourchette (ce

(1) *Dict. de médecine et de chrurgie prat.*, art. CHANCRE, par Fournier, p. 72.

qui est le cas le plus fréquent), s'écoule naturellement le long du périnée jusqu'à l'orifice anal ; les femmes sont donc plus exposées que les hommes à l'auto-inoculation; 3° enfin, les érosions et les fissures sont bien plus fréquentes chez les femmes que chez les hommes, ce qui les prédispose davantage à contracter cette affection.

Les chancres mous de l'anus se peuvent rencontrer soit dans le conduit anal, soit à la marge de l'anus ; ces derniers ne diffèrent en rien des chancres mous du périnée et de la vulve, aussi ne les décrirons-nous pas; ceux du conduit anal et de son orifice présentent, au contraire, des caractères spéciaux qu'il importe de mentionner. Ils siégent entre les plis radiés de l'anus; ils commencent à l'orifice et s'étendent souvent jusqu'au niveau du bord supérieur du sphincter interne ; aussi, pour les voir, faut-il déplisser fortement la région et même se servir du speculum de Sims. Il faut remarquer qu'ils sont ordinairement antérieurs ou postérieurs, rarement latéraux. Un fait qui nous a frappés, c'est que nous ne les avons jamais vus dépasser le bord supérieur du sphincter interne, il semble que la muqueuse rectale soit impropre au développement de cette lésion.

Ordinairement, ils sont au nombre de deux, un en avant, l'autre en arrière ; quelquefois on n'en trouve qu'un, très-rarement il en existe plus de deux.

La forme de l'ulcération est différente suivant le mode d'examen employé. Si l'on se contente de déplisser la région anale, l'ulcération prend la forme d'un triangle à base extérieure, à sommet se perdant dans le rectum. Avec le spéculum de Sims ou par le toucher, l'ulcération paraît allongée, son grand axe étant parallèle à celui du conduit rectal; assez souvent, l'ulcération est renflée dans sa portion la plus externe; elle l'est quelquefois aussi dans sa portion la plus interne, ce qui donne à l'ulcération la forme d'un bissac.

Les dimensions sont, pour la longueur, de 2 à 3 centimètres; nous avons déjà dit que l'ulcération chancreuse s'étendait ordinairement de l'orifice anal au bord du sphincter interne; les dimensions, en largeur, sont beaucoup plus variables, elles ont rarement moins de 1/2 centimètre, tandis qu'elles peuvent acquérir 5, 6 ou 7 centimètres, alors que l'ulcération a envahi la majeure partie du conduit anal.

Les bords, quand le chancre est dans sa période d'état, sont à contours peu réguliers, taillés à pic, décollés, de couleur souvent un peu violacée. Le fond paraît recouvert comme d'une fausse membrane jaunâtre, assez adhérente, et qui, enlevée, laisse apercevoir les tissus sous-jacents, lesquels présentent des stries longitudinales gris-rosé, et quelquefois de petites veines dénudées chez les sujets hémorrhoïdaires.

Ici, comme ailleurs, la base est molle ou ne présente qu'une induration inflammatoire bien différente de l'induration du chancre syphilitique.

De plus, l'ulcération du chancre mou fournit une suppuration assez abondante; si on l'essuie, on la voit presque aussitôt se recouvrir d'un liquide transparent qui ne tarde pas à devenir trouble et à s'épaissir.

Enfin, et c'est là le trait caractéristique, le pus est auto-inoculable, tant que l'ulcération est véritablement chancreuse ; ce moyen, nous l'avons toujours employé, dès que le moindre doute planait sur notre diagnostic.

Le chancre anal s'accompagne ordinairement, pour ne pas dire toujours, d'une hypertrophie du derme qui, en raison de sa forme particulière, a reçu le nom de *condylôme*. On a dit que le condylôme ne se rencontrait que dans les maladies syphilitiques de l'anus ; c'est là, à notre avis, une grande erreur : nous avons trouvé des ulcérations parfaitement simples, et s'accompagnant de condylômes, fort petits il est vrai, mais c'étaient bien des condylômes.

Le condylôme n'est pas, en effet, une affection spécifique, c'est une lésion locale due à l'inflammation de voisinage ; et si elle est plus développée lorsqu'elle coïncide avec des chancres mous, c'est que le chancre est, de toutes les ulcérations anales, celle dont le processus est le plus actif, celle qui s'accompagne du travail inflammatoire le plus considérable.

Les condylômes siégent à l'orifice anal au niveau de l'extrémité extérieure de l'ulcération, sur la même ligne longitudinale qu'elle ; parfois, on peut en trouver également un autre au niveau de l'extrémité interne, et il fait saillie dans la portion ampullaire du rectum, comme celui de l'extrémité extérieure fait saillie à la marge de l'anus.

Il y a donc ordinairement un seul condylôme, parfois deux ; dans certains cas, il semble qu'il n'y en ait pas ;

cependant, nous avons remarqué que, dans ces cas, l'ulcération avançait davantage en dehors ; puis, ayant souvent constaté que les condylômes pouvaient être plus ou moins détruits par le travail ulcératif, nous avons été conduits à penser que, dans ces cas, il y avait eu autrefois un condylôme, actuellement complétement détruit; de sorte que pour nous, l'absence de condylôme nous paraît due, non pas à ce qu'il ne s'en est pas formé mais à ce que s'étant développé, il a été détruit.

Les condylômes ont, comme l'indique le nom, une forme ovoïde, leur grand axe étant parallèle aux replis de l'anus. Les condylômes internes sont souvent pédiculés, tandis que les externes sont ordinairement sessiles. Leur volume est variable, depuis celui d'un petit pois jusqu'à celui d'une noisette, et plus même ; les condylômes des chancres mous sont ordinairement plus volumineux que les condylômes qui accompagnent les autres affections anales ; les internes sont plus petits que les externes. La surface est lisse, de couleur rosée, violacée, chez les personnes qui ont des hémorrhoïdes. Leur consistance est assez grande, presque fibreuse.

Les condylômes se développent parallèlement au chancre; l'ulcération chancreuse peut les atteindre ; elle suit alors le milieu du condylôme, en allant de la partie interne à leur partie externe ; et il en résulte que lorsqu'on déplisse l'anus, le condylôme s'ouvre à la manière d'un livre, et laisse voir une ulcération qui se continue avec l'ulcération anale.

Le chancre anal est souvent accompagné d'autres *chancres de voisinage*. Parmi eux, il en est de primitifs; ils siégent le plus souvent à la fourchette, puis à la vulve et au col; ils ne sont pas constants, comme on le conçoit bien, quand, par exemple, le chancre anal résulte d'un coït anormal. D'autres chancres sont ou consécutifs au chancre primitif et alors frères du chancre anal, ou bien consécutifs à ce chancre et produits par lui. Sans avoir la constance des condylômes externes, ils sont cependant assez fréquents, car pour qu'ils existent il ne suffit pas qu'il y ait chancre comme pour le condylôme, il faut encore qu'il y ait inoculation; et cette condition est fréquemment remplie. En effet, le pus du chancre qui coule entre les cuisses, le frottement que détermine la marche, finissent par développer de l'intertrigo, du ramollissement de l'épiderme, des excoriations enfin, et cela fait, le chancre est semé.

Ces chancres secondaires sont ordinairement très-nombreux; ils forment comme une couronne autour de l'anus, il est à remarquer qu'ils sont ordinairement peu développés, petits, comme folliculaires, et qu'ils se guérissent assez facilement; cependant ils peuvent varier par le siége, le nombre, le volume et la marche; nous n'insisterons pas sur ces détails.

A côté de ces chancres mous types, on peut rencontrer des érosions qu'on a décrites comme une forme spéciale de chancre mou; forme exulcéreuse. C'est, à notre avis, une interprétation défectueuse; nous n'avons jamais rencontré de ces érosions primitivement, mais toujours consécutivement de sorte que, pour nous, il ne faudrait pas y voir une forme spéciale d'ulcération chancreuse, mais plutôt une érosion simple, en tout semblable à celles que nous avons décrites précédemment (1), reconnaissant seulement pour cause le pus chancreux, celui-ci agissant non pas en tant que liquide virulent, mais en tant que liquide irritant. Il est vrai que l'inoculation pourra donner lieu à un chancre mou, mais cette propriété virulente n'est pas propre à la sécrétion de l'érosion ; elle est empruntée au pus des chancres du voisinage.

Citons enfin comme dernière complication les bubons inguinaux; mais il faut bien se rappeler qu'ils ne sont pas constants, et que, quand ils existent, ils peuvent être produits par les chancres concomitants, ce qui expliquera pourquoi ils n'occupent pas toujours les ganglions où se rendent les lymphatiques du rectum.

Nous avons vu quelques malades porter des chancres de l'anus sans s'en douter ; mais c'est là un fait exceptionnel. D'ordinaire, cette affection se révèle par des douleurs assez vives ; ces douleurs ne sont pas toujours continuelles, mais elles se réveillent ou s'exaspèrent par la marche, la position assise, la défécation; aussi, il est des malades qui sont obligés de garder le lit et qui n'osent aller à la selle. Jamais nous n'avons vu ces douleurs prendre la forme franchement névralgique, comme dans les fissures, quoique nous ayons parfois observé de la contracture.

(1) Voir pages 17 et 45.

Le toucher est parfois si douloureux que pour examiner quelques malades, il nous a fallu employer le chloroforme ; il nous a semblé que cela avait surtout lieu chez celles qui présentaient de la contracture.

Les chancres de l'anus révèlent encore leur présence par un écoulement de pus qui tache le linge des malades en jaune vert ; et quand ayant pratiqué le toucher rectal, on retire le doigt, il est comme suivi par une grosse larme d'une matière épaisse et purulente. Les malades éprouvent des besoins fréquents d'aller à la selle ; la satisfaction de ces besoins n'amène que l'expulsion d'un peu de matière purulente. Cette matière ne nous semble pas provenir de la suppuration chancreuse seule, mais encore et surtout de la muqueuse rectale enflammée par le voisinage de l'ulcération et peut-être aussi par la constipation. La constipation est, en effet, chose habituelle ; la défécation est alors très-pénible et amène parfois des pertes de sang.

Ces douleurs, ces pertes, ces troubles digestifs finissent par retentir sur la santé générale, qui s'altère au point de faire croire à une cachexie des plus graves. Le moral lui-même s'en ressent ; on ne saurait croire combien sont craintives et nerveuses la plupart des femmes atteintes de chancre anal ; c'est là, du reste, un phénomène qui nous a paru commun aux diverses affections douloureuses de l'anus.

Tel est le chancre anal à sa période d'état. Voyons comment il commence et comment il finit.

Nous n'avons jamais eu l'occasion de le voir naître, il est

à présumer qu'il ne présente rien de spécial; mais nous avons observé des fissures simples qui, baignées par le pus du chancre (1), sont devenues chancreuses, l'ulcération de la fissure se creusant et un condylôme se développant.

Une fois produit, le chancre s'étend en bas sur le condylôme, latéralement sur le pourtour du conduit anal, en haut jusqu'au niveau du bord supérieur du sphincter interne. Nous ne l'avons jamais vu dépasser cette dernière limite (comme nous l'avons déjà dit), et nous ne l'avons vu qu'une seule fois occuper tout le pourtour du conduit ainsi que la marge au delà des condylômes; aussi, nous sommes convaincus que le chancre phagédénique de l'anus est très-rare, et nous n'admettons pas, quant à présent du moins, l'existence de chancres phagédéniques du rectum (2).

L'extension de l'ulcération chancreuse ne se fait pas toujours de proche en proche ; il se produit dans le voisinage un autre chancre qui, se développant à son tour, rejoint le premier chancre et forme avec lui une seule et grande ulcération C'est par ce procédé que, bien souvent, nous avons vu l'ulcération envahir le condylôme. Quant à l'extension du chancre en profondeur, elle est très-variable : tantôt se bornant à la muqueuse, tantôt allant plus loin, et nous pensons qu'on pourrait expliquer ainsi la formation de quelques fistules

(1) Voir observation 10.

(2) Nous discuterons plus tard le travail de M. Desprès, les observations qu'il a données ne nous semblent pas de voir être nécessairement rapportées à des chancres phagédéniques.

borgnes et recto-vaginales, de celles, par exemple, que nous verrons accompagner les rétrécissements dits syphilitiques.

Si le chancre est soigné méthodiquement, si la constitution du sujet est bonne, le chancre anal guérit rapidement : le fond s'élève, devient rouge ou rosé, les bords s'affaissent, se cicatrisent, et n'étant plus décollés se continuent insensiblement avec le fond ; pendant ce temps les condylômes se flétrissent et disparaissent ou tout au moins diminuent considérablement ; plus tard, le fond se cicatrise à son tour ; il semble comme recouvert d'une pellicule opaline, à travers laquelle on distingue la couleur rouge assez foncée des tissus sous-jacents ; c'est ordinairement la partie externe de l'ulcération qui se cicatrise la première. Nous n'avons jamais vu le tissu cicatriciel se rétracter et les bords de l'ulcération se réunir en une cicatrice longitudinale et filiforme ; le tissu reste souple et la cicatrice conserve, à peu de chose près, les dimensions de l'ulcération ancienne ; il y a seulement à ce niveau une légère dépression et une coloration ordinairement plus foncée.

Cette guérison, qui s'obtient en trois à six semaines au plus dans certains cas (1), peut dans d'autres se faire attendre longtemps, trois, quatre et même huit mois, et cela quoi qu'on fasse (2). Le chancre se transforme bien en ulcération simple non inoculable, mais cette ulcération simple ne se guérit pas. Or, dans tous ces cas, nous avons constaté soit

(1) Voir observations 10, 13, 14, 15, 19, 20.
(2) Voir observations 9, 12, 16, 18, 21.

des tumeurs hémorrhoïdaires, soit tout au moins des condylômes violacés et congestionnés. Nous avons été amenés à penser que cette chronicité était due à la présence de cette varicosité, et que notre ulcération simple qui avait succédé au chancre s'était transformée sous cette influence en ulcère chronique (1).

Nous verrons plus loin qu'à côté de cette cause locale de chronicité il faut encore admettre des causes générales, telles que la syphilis, la scrofule.

Nous verrons aussi que les chancres de l'anus, les phagédéniques surtout, peuvent chez certains sujets, les lymphatiques et les scrofuleux de préférence, se compliquer d'éléphantiasis et d'œdème chronique des tissus périphériques et faire croire à des scrofulides malignes dont nous parlerons plus loin, et que M. Huguier a décrites sous le nom d'esthiomène de la région vulvo-anale (2).

Enfin, le chancre anal peut amener à sa suite, outre les fistules dont nous avons déjà parlé, des rétrécissements du rectum (3). Ces rétrécissements ne sont pas dus à la rétraction de la cicatrice du chancre, mais à un processus tout particulier qui se passe au-dessus du chancre, et que nous étudierons dans la seconde partie de notre travail.

Le chancre mou peut-il être suivi de manifestations syphi-

(1) Voir page 31.
(2) Huguier, *Mémoires de l'Académie de médecine*, 1849.
(3) Voir observation 16.

litiques? A ne considérer que les faits cliniques, nous répondrons sans hésiter : oui, un chancre mou peut être suivi de vérole ; mais qu'on ne vienne pas nous traiter d'unicistes, nous ne sommes, en vérité, pas plus unicistes que dualistes ; nous constatons simplement les faits, laissant à d'autres le soin d'édifier des théories, puis des explications pour mettre ces théories d'accord avec les faits.

Le chancre mou pourrait se confondre avec l'érosion et les fissures simples, l'ulcère chronique, l'ulcération herpétique, les plaques muqueuses ulcérées, les ulcérations cancéreuses et tuberculeuses.

1° On ne pourrait confondre l'érosion simple qu'avec cette lésion décrite sous le nom de forme ulcéreuse du chancre simple. Or, d'après ce que nous avons dit page 56, il n'y a pas lieu de faire ce diagnostic.

2° Les fissures simples ne donneront des doutes que lorsqu'elles seront irritées, enflammées, car alors leurs bords relevés ont quelque ressemblance avec ceux du chancre mou ; mais ils ne sont pas décollés, le fond n'est pas grisâtre, le condylôme est moins volumineux ; enfin, le pus n'est pas inoculable.

3° L'ulcère chronique n'a les bords ni décollés, ni taillés à pic ; ils se continuent avec le fond, qui est rosé au lieu d'être grisâtre ; s'il existe un condylôme, il est volumineux et on ne constate pas de chancres de voisinage ; tandis qu'avec le chancre anal, il existe un volumineux condylôme, s'il n'a pas été détruit, et on constate d'autres chancres, soit primitifs, soit consécutifs. Cependant, il est des ulcères, ceux surtout qui sont la suite de chancres mous, dont le diagnostic serait impossible à faire si l'on n'avait que les seuls signes physiques; c'est alors qu'il faut recourir à l'inoculation, laquelle donne un résultat négatif, si ulcère, et positif si chancre.

4° Les ulcérations herpétiques ne sont pas une maladie de l'orifice anal, de sorte qu'il n'y a lieu de les distinguer qu'avec les chancres de la marge. Or, d'après Fournier (1), les ulcérations herpétiques sont plus nombreuses, plus petites, plus superficielles et plus douloureuses que les ulcérations chancreuses ; et s'il n'y a qu'une seule ulcération herpétique, son pourtour n'est pas régulièrement sinueux, mais il paraît comme formé par une série de petits segments de circonférences, ce qui tient à ce que la plaie totale résulte de la fusion de plusieurs petites plaies circulaires. Enfin, les ulcérations herpétiques sont ordinairement accompagnées de vésicules d'herpès non crevées, et la guérison est presque constamment très-rapide. Cependant, s'il restait un doute, on pratiquerait l'inoculation, qui sera négative si l'ulcération est herpétique.

Nous ne ferons le diagnostic des plaques muqueuses ulcérées et des ulcérations cancéreuses et tuberculeuses qu'à propos de chacune de ces affections.

(1) *Dict. de médecine et de chirurgie prat.*, t. VII, p. 117.

Le pronostic devra être toujours réservé, non pas seulement en raison du phagédénisme, mais parce qu'à un chancre peut succéder un ulcère, fait constant chez les personnes hémorrhoïdaires, parce qu'il peut survenir dans la suite un rétrécissement et des fistules; parce qu'enfin, quoique le fait soit rare, le chancre mou peut être suivi de syphilis.

Le traitement du chancre anal présente les mêmes indications générales que celui du chancre mou des autres régions : cautériser pour détruire le virus, isoler pour éviter les auto-inoculations. Nous ne nous sommes jamais servis de caustiques escharrotiques, mais seulement de caustiques superficiels, tels que le chlorure de zinc et l'azotate d'argent surtout. Il ne faut pas se contenter de cautériser le fond de l'ulcère, il faut avoir grand soin de faire pénétrer l'agent caustique sous les bords décollés, car c'est par là que se propage le travail ulcératif, et c'est là que se réfugient les produits virulents. On pansera avec des mèches, qu'on pourra mouiller avec une solution astringente.

Outre ce traitement général, notons quelques indications spéciales : dans les cas, par exemple, où la douleur est très-vive, si vive que les malades ne peuvent supporter le moindre contact, et que les médecins n'osent appliquer le traitement local, que faire? Beaucoup donnent des bains, des cataplasmes, remettant à plus tard les cautérisations. C'est, à notre avis, une mauvaise pratique, car l'un des meilleurs moyens de calmer ces douleurs consiste justement dans les cautérisations; d'abord exagérées sous l'influence de l'agent caustique, elles diminuent considérablement au bout d'un temps variable (1). Nous nous sommes parfaitement trouvés des mèches enduites de pommade au ratanhia et à la belladone. Souvent, les douleurs sont liées à la constipation; aussi, faudra-t il toujours tenir le ventre libre par des lavements ou par des laxatifs légers.

Une autre pratique nous a encore donné d'excellents résultats; seulement, elle n'est peut-être pas sans offrir quelques dangers. Ayant remarqué que les douleurs étaient vives, surtout chez les femmes qui avaient de la contracture sphinctérienne (ce qui est, à notre avis, une loi commune à toutes les ulcérations anales), nous avons pensé qu'en faisant cesser cette contracture, nous guéririons la douleur; et c'est ainsi que nous avons été amenés à pratiquer la dilatation comme dans la fissure intolérante. Nous l'avons essayée dans un cas (2) où il existait en même temps un commencement de rétrécissement, et la malade s'en est parfaitement trouvée.

Les condylômes seront abandonnés à eux-mêmes, car ils se guérissent spontanément. Cependant, s'il sont trop volumineux, et sont pour la malade une source de douleurs, on les coupera avec les ciseaux, quand bien même le chancre serait encore en activité, ce qui a beaucoup moins d'influence qu'on ne serait tenté de le croire. Il nous est arrivé également

(1) Voir observation X.

(2) Voir observation XVI.

d'enlever des condylômes internes avec les ciseaux ou avec le petit serre-nœuds de Graefe.

Si le chancre se transforme en ulcération chronique, on fera le traitement indiqué plus haut (1).

S'il se forme un rétrécissement, on dilatera et on fera appliquer des mèches volumineuses. C'est ainsi que, dans l'observation XVI, nous avons toujours paré aux accidents d'un rétrécissement menaçant. Nous reviendrons sur ce sujet dans la seconde partie de ce travail.

OBS. IX. — *Chancre mou de la vulve et de l'anus.*

Bert... Joséphine, âgé de 35 ans, entrée le 7 mai 1868 à l'hôpital Lourcine, salle Saint-Louis, 28, est atteinte :

1° D'une ulcération de la grande lèvre droite; cette ulcération a des bords irréguliers peu saillants, non décollés et rosés; le fond est gris-rosé comme les bords et suintant légèrement. De plus, cette ulcération présente une base qui la fait saillir au-dessus des tissus circonvoisins; cette base est rosée et offre au toucher de l'induration inflammatoire.

Monoadénite droite.

2° A l'anus, trois condylômes violacés, deux en arrière et un en avant; ils sont ulcérés par leur partie interne, et cette ulcération se prolonge dans le rectum jusqu'au niveau du bord supérieur du sphincter; pas de contracture, toucher douloureux.

(1) Voir ULCÉRATIONS CHRONIQUES, page 36.

Elle éprouve des alternatives de diarrhée et de constipation, et souvent il lui arrive de perdre du sang par le fondement.

Cette femme nous raconte que vers le milieu du mois de mai, à l'époque des jours gras, elle eut un amant qu'elle vit pour la dernière fois, le 12 avril. Huit jours après, le 20 avril, elle éprouvait une grande fatigue par tout le corps avec fièvre et mal de tête. Ces symptômes persistèrent une semaine environ ; puis, vers la fin du même mois, apparurent l'ulcération vulvaire, ensuite les condylômes et enfin le bubon.

Elle se fit traiter par la méthode Raspail : eau sédative à l'extérieur et camphre à l'intérieur.

Elle avait déjà eu, à l'âge de 25 ans, des boutons à la matrice, lesquels avaient été précédés d'une courbature générale; elle se fit alors soigner à Lourcine, où on la cautérisa ; et elle ut guérie en quatre semaines.

L'année dernière, à la suite, dit-elle, d'un coup, il lui est venu un abcès dans l'aine, lequel a été ouvert et parfaitement guéri.

Jamais elle n'a ressenti de symptômes de syphilis, et elle n'en présente aucune trace.

Pour assurer le diagnostic, le pus de l'ulcération vulvaire est inoculé, et il donne un chancre mou.

La malade est traitée par les cautérisations.

Elle sort guérie le 8 juillet 1868.

OBS. X. — *Chancre mou de l'anus. — Fissure se transformant en chancre.*

Bla... Marie-Louise, âgée de 24 ans, domestique, entrée le 17 septembre 1868, à l'hôpital Lourcine, salle Saint-Louis, n° 33, présente deux ulcérations anales, l'une antérieure l'autre postérieure. Ces deux ulcérations sont de forme triangulaire, à base cutanée, à sommet rectal. La base mesure, lorsque l'anus est déplissé, un centimètre environ, et le haut de l'ulcération se termine au niveau du bord supérieur du sphincter. L'antérieure est plus profonde ; ses bords sont taillés à pic ; le fond est grisâtre avec quelques stries rouges longitudinales ; à sa base est un condylôme dont la face interne est ulcérée et se continue avec cette ulcération antérieure. La postérieure est beaucoup plus superficielle ; ses bords sont à peine saillants ; sont fond est rose ; elle est, du reste, comme cachée au fond d'un repli anal. Cependant, elle possède à sa base, et c'est ce qui nous l'a fait découvrir, un petit condylôme légèrement pédiculé ; ce condylôme présente à sa face interne une petite ulcération qui ne se continue pas avec la fissure. Il est à remarquer que le point où elle siége est en rapport avec l'ulcération du condylôme antérieur ; il y a de la contracture, de la douleur très-vive, s'exaspérant par le toucher, la défécation, la marche.

Enfin, la malade perd par le fondement du muco-pus ; et quand elle va à la selle, ses matières sont striées de sang ; elle est ordinairement très-constipée.

Les organes génitaux ne présentent aucune lésion, si ce n'est une simple leucorrhée vaginale.

Cette malade nous a raconté qu'elle a commencé à souffrir du rectum il y a trois mois, et que le bouton qu'elle a à l'anus (condylôme) est apparu à cette époque, que les douleurs sont devenues de plus en plus intolérables; elle ne perd, dit elle, que depuis deux mois. — Comme traitement, elle prenait des lavements et se lotionnait à l'alcool. — A en croire les renseignements qu'on est obligé de lui arracher, elle n'a jamais eu qu'un seul amant, et assure n'avoir eu aucun rapport anti-physique avec lui; elle ne le croit pas malade, et dit n'avoir jamais eu de boutons aux parties, ni aucune autre maladie vénérienne antérieure.

18 *septembre.* — Inoculation : 1° de l'ulcération antérieure 2° de l'ulcération du condylôme postérieur; 3° de l'ulcération postérieure. — Bains; pas d'autre traitement.

29 *septembre.* — Deux des inoculations ont réussi; celle de l'ulcération postérieure a seule manqué. Les ulcérations ont même aspect; cependant, la surface de la postérieure est moins rosée et ses bords un peu plus saillants et comme relevés.

Nous ne l'avons pas réinoculée.

Les bains ont beaucoup soulagé la malade.

Cautérisation tous les huit jours au crayon de nitrate d'argent. Chaque cautérisation amène une douleur qui dure deux heures environ, et est suivie d'un mieux sensible, augmentant à chaque fois. C'est ainsi qu'après la deuxième cautérisation, elle ne souffrait plus pour aller à la selle, ne perdait plus de sang, et rendait beaucoup moins de matières muco-purulentes. Enfin, les ulcérations se cicatrisent, les douleurs cessent, la contracture disparaît sans dilatation.

28 *octobre*. — La malade sort parfaitement guérie. A la place des ulcérations, on voit une surface opaline de cicatrisation.

OBS. XI. — *Ulcérations chancreuses de l'anus.*

Bouv... Clémentine, âgée de 28 ans, blanchisseuse, entrée le 30 juillet 1868 à l'hôpital Lourcine, salle Sainte-Marie, nº 7, est atteinte de deux ulcérations anales, l'une antérieure et l'autre postérieure.

L'ulcération antérieure est à bords taillés à pic et à fond grisâtre; à sa base est un condylôme ulcéré et dont l'ulcération se continue avec l'ulcération anale.

L'ulcération postérieure est plus petite, à bords beaucoup moins relevés et à fond presque rosé. A cette ulcération correspond également un condylôme, mais ne siégeant pas directement sur la même ligne que l'ulcération anale; il se trouve à côté; de plus, il est beaucoup plus petit que celui de l'ulcération antérieure; il n'est pas ulcéré, et on reconnaît par le toucher qu'il se prolonge dans le rectum jusqu'au niveau du bord supérieur du sphincter qu'il dépasse, et que là il se renfle, formant une espèce de condylôme interne, libre dans l'ampoule rectale. A la fourchette est une cicatrice semblable à celle que laissent les chancres. Le col utérin est volumineux, violacé, non ulcéré ; par son orifice, il sort du muco-pus en assez grande quantité. A l'aine gauche existe un ganglion assez volumineux et indolent.

Cette femme nous dit être malade depuis six semaines, et avoir eu un bouton à la fourchette, dont elle s'est guérie avec du vin aromatique. Elle ne souffre de l'anus que depuis peu ; elle assure n'avoir pas subi de rapports anti-physiques ; mais elle nous apprend qu'elle est sujette aux constipations, et que souvent elle rend du sang en allant à la selle.

Aucune maladie antérieure.

La malade n'ayant pas été inoculée, nous ne pouvons pas affirmer la nature chancreuse de l'ulcération, malgré toutes les probabilités.

Traitée par les cautérisations au nitrate d'argent.

26 *août.* — Sort non complétement guérie. Cependant, grâce aux deux cautérisations qu'elle a subies, les bords ne sont plus décollés ni saillants ; ils sont rouges comme le fond, et commencent à se cicatriser.

OBS. XII. — *Chancres de l'anus* (1).

Bri..., Marie, âgée de 28 ans, mécanicienne, entrée le 3 septembre 1868, à l'hôpital Lourcine, salle Saint-Louis, n° 15, nous présente l'état suivant :

Les régions vulvaires et anales sont garnies d'ulcérations à divers degrés de développement.

(1) Voir planche II.

Les ulcérations vulvaires qui se trouvent à la partie inférieure des grandes lèvres ont un diamètre de 2 à 5 millimètres, un fond grisâtre, des bords nettement taillés à pic, un pourtour rouge, mais peu saillant. Celles qui sont au-dessus sont encore plus petites, ont un fond rouge et siégent sur une base rouge faisant saillie au-dessus des téguments. Enfin, plus haut encore, on voit de simples rougeurs saillantes sans ulcération à leur sommet. Entre ces diverses lésions, en existent d'autres intermédiaires formant le passage, de telle sorte qu'on peut les considérer comme étant les degrés divers d'une même lésion.

Quant aux ulcérations de la région anale, elles forment comme un cercle dont l'anus serait le centre ; elles ont un pourtour moins large, moins saillant et moins rouge que les ulcérations vulvaires ; leurs bords sont taillés à pic et décollés; leur fond est franchement grisâtre ; enfin, elles sont beaucoup plus grandes. Il en est une surtout qui est plus étendue que toutes les autres, occupant le sillon interfessier, à 2 centimètres environ de l'orifice anal ; comme elle s'étend sur les deux côtés de ce sillon, elle a la forme d'une gouttière et elle mesure de 1 à 2 centimètres de diamètre. A l'anus même, on voit en avant, et sur les côtés, plusieurs tumeurs hémorrhoïdaires ; puis en arrière, et un peu à gauche, un volumineux condylôme. En déplissant l'anus, on voit que la face interne de ce condylôme est ulcérée, et que cette ulcération se continue dans le rectum ; les bords en sont décollés et taillés à pic ; le fond est grisâtre ; il présente des stries longitudinales d'un rouge foncé, qui paraissent de nature variqueuse; du reste, cette ulcération saigne facilement; par le toucher, on la suit jusqu'au niveau du bord supérieur du sphincter, où elle se termine par une espèce de petite saillie, comme un petit condylôme interne; le toucher est douloureux, le sphincter n'est pas contracturé.

Cette malade ne souffre de l'anus que depuis deux à trois jours; le mal, dit-elle, a commencé par un petit bouton au fondement, lequel s'est ouvert, et c'est alors que les autres sont venus. Impossible d'obtenir des détails sur l'origine de ces chancres; elle nie tout rapport anti-physique, et nous assure n'avoir jamais eu de maladie vénérienne quelconque.

Avant de commencer le traitement, nous inoculons : l'ulcération anale, l'ulcération interfessière, les ulcérations périanales et vulvaires.

15 *septembre.* — Les inoculations ont toutes réussi, sauf celles des ulcérations vulvaires. On les inocûle de nouveau ; puis, comme elles se sont aggravées, on les cautérise ainsi que celles du pourtour de l'anus. On ne touche pas à l'ulcération anale.

22 *septembre.* — Les inoculations des ulcérations vulvaires ont réussi; elles sont cautérisées.

29 *septembre.* — Tous les chancres sont guéris. On commence alors le traitement des ulcérations anales par les mèches enduites de pommade au ratanhia et à la belladone.

13 *octobre.* — La malade souffre beaucoup moins de l'anus, surtout pour aller à la selle; le fond de l'ulcération a perdu

son aspect jaunâtre; les bords semblent moins décollés; la région paraît moins variqueuse. L'ulcération chancreuse s'est transformée en ulcération simple.

17 *novembre*. — A la place de l'ulcération, on ne voit plus qu'une surface rouge à bords à peine saillants. La malade ne souffre plus. Le condylôme a disparu presque totalement. Les mèches sont supprimées. Légère cautérisation au crayon de nitrate d'argent, afin d'activer la cautérisation.

2 *décembre*. — La malade sort parfaitement guérie; à la place de l'ulcération anale, on ne voit plus qu'une surface opaline; il n'existe pas de rétrécissement rectal.

OBS. XIII. — *Ulcérations chancreuses de l'anus.*

Cla... Antoinette, 29 ans, entrée le 18 mai 1868, à l'hôpital Lourcine, salle Saint-Louis, n° 34, n'a jamais eu de maladie vénérienne. Elle se plaint de souffrir de l'anus depuis un mois environ; elle avait alors un amant avec lequel elle eut un rapport contre nature; elle perdit du sang par l'anus, et, à partir de ce jour, elle commença à souffrir en allant à la selle. Six jours après apparaissait un bubon, et le surlendemain, elle entrait à l'hôpital. Elle alla d'abord à la Pitié, puis à l'Hôtel-Dieu, et enfin à Lourcine.

Le col de l'utérus présente au pourtour de son orifice quatre ulcérations à surface grisâtre, et ayant de 3 à 4 millimètres de diamètre; toucher douloureux. La muqueuse vaginale est rouge et laisse suinter un liquide séro-purulent.

A la partie postérieure de l'anus est un volumineux condylômê dont la face interne est ulcérée; cette ulcération se prolonge dans le rectum jusqu'au niveau du bord supérieur du sphincter ; les bords en sont taillés à pic, déchiquetés et décollés ; le fond en est grisâtre.

Cautérisation du chancre anal toutes les semaines, et mèches tous les jours.

Le 1er juillet, la malade ne souffrant plus pour aller à la selle, sort de l'hôpital sur sa demande. Cependant, l'ulcération n'est pas complétement guérie ; il reste encore une ulcération simple, à fond rosé, à bords non décollés.

OBS. XIV. — *Chancres mous de la vulve, de la cuisse et de l'anus.*

Do... Justine, 21 ans, entrée le 15 octobre 1868, à l'hôpital Lourcine, salle Saint-Louis, n° 17, se dit malade depuis quinze jours ; elle avait alors une petite écorchure à la partie inférieure de la grande lèvre droite. A cette écorchure a succédé un bouton blanc, et en même temps est apparue, à l'aine droite, une grosseur douloureuse. Enfin, dans ces derniers temps, elle a commencé à souffrir de l'anus.

Elle avait, quand elle est tombée malade, un amant qu'elle a su depuis avoir du mal aux parties sexuelles ; elle n'a pas eu de rapprochements contre nature, si ce n'est un seul, mais il y a huit mois, et elle n'a éprouvé ni perte de sang, ni souffrance. Au moment où le bouton de la vulve apparaissait, elle avait une constipation très-opiniâtre amenant des selles très-douloureuses.

Actuellement, cette malade présente à l'extrémité inférieure de la grande lèvre droite, et sur la cuisse, du même côté, deux ulcérations à bords irréguliers, à contour saillant et enflammé (plaques muqueuses ulcérées, ou chancre mou?). A la partie postérieure de l'anus est un condylôme; et en déplissant cette région, on voit une ulcération se prolongeant dans le rectum jusqu'au voisinage du bord supérieur du sphincter; le fond est grisâtre, les bords sont taillés à pic, irréguliers; il y a de la contracture.

Les ulcérations vulvaires, crurales et anales, sont inoculées, et toutes donnent des résultats positifs.

Cautérisations à la solution de nitrate d'argent et mèches.

17 *novembre.* — La malade ne souffre plus pour aller à la selle; les chancres de la vulve et de la cuisse sont guéris; l'ulcération anale n'est plus chancreuse; ses bords ne sont plus ni taillés à pic ni déchiquetés; son fond n'est plus grisâtre; les bords sont peu saillants, non décollés; le fond est d'un beau rouge.

2 *décembre.* — La malade sort parfaitement guérie; à la place de l'ulcération, on ne voit plus qu'une surface rosée, à teinte opaline.

OBS. XV. — *Ulcération chancreuse de l'anus et du pli vulvo-crural.*

Genev... Pauline, âgée de 20 ans, entrée le 29 octobre 1868, salle Sainte-Marie, n° 16, est malade depuis deux semaines. Elle avait vu, huit jours avant, un homme qu'elle a su depuis être malade.

Elle nous présente un chancre mou dans le pli vulvo-crural, et une ulcération anale chancreuse avec un condylôme.

Elle est traitée par les cautérisations.

23 *novembre*. — Le chancre vulvo-crural est guéri; l'ulcération chancreuse de l'anus considérablement améliorée; ce n'est plus qu'une surface rouge et sans bords taillés à pic.

OBS. XVI. — *Ulcération chancreuse de l'anus. Rétrécissement du rectum.*

Lef... Marie, âgée de 21 ans, entrée le 9 avril 1868, salle Saint-Louis, n° 8, est malade depuis quatre mois. Il lui était survenu des pertes jaunes très-abondantes, sans chaudepisse; à quelque temps de là, elle éprouva des souffrances à l'anus; elle était très-constipée, et elle rendait avec ses matières du sang, et parfois, dit-elle, des morceaux de chair; elle nie tout rapport contre nature, et elle assure n'avoir jamais eu de boutons aux parties, ni de taches sur la poitrine, ni de mal de gorge; ses cheveux sont tombés cependant depuis qu'elle est malade. Elle fut traitée et guérie de son écoulement par des tampons d'alun et des injections de feuilles de noyer.

Les plis de l'anus, les postérieurs surtout, sont hypertrophiés et forment de véritables condylômes allongés, rayonnant autour de l'orifice anal; leur surface est légèrement mamelonnée; ils sont un peu violacés, comme congestionnés. Pas d'hémorrhoïdes. En arrière, il existe un condylôme plus large, plus saillant que les autres, quoique moins long; si on déplisse la région, on reconnaît qu'il est ulcéré par sa face anale et que cette ulcération se prolonge dans le rectum; jusqu'à 2 ou 3 centimètres de l'orifice, c'est-à-dire jusqu'au niveau du bord supérieur du sphincter, lequel est contracturé. Au-dessus, le doigt rencontre une espèce de saillie molle, irrégulière, qui rétrécit le canal; en poussant un peu, on dépasse bientôt cette espèce de valvule qui paraît peu épaisse, et on arrive dans une partie beaucoup plus large et à surface lisse. Cet examen est excessivement douloureux. En retirant le doigt, on voit sortir à sa suite une espèce de grosse larme de matière épaisse et jaunâtre. Ayant endormi la malade, on découvre, avec le spéculum de Sims, l'ulcération dans toute son étendue et la partie inférieure du rétrécissement; l'ulcération est allongée suivant l'axe du rectum, plus large à sa paroi supérieure au voisinage du rétrécissement; les contours sont irréguliers, mamelonnés, comme végétants; les bords sont taillés à pic; le fond est grisâtre, et, dans la partie supérieure surtout, il existe de petites saillies d'un rouge assez vif. Les saillies qui bordent l'ulcération se continuent avec le tissu du rétrécissement; celui-ci est mameloné, rouge vif, comme végétant.

La malade est sujette à des alternatives de diarrhée et de constipation; dans ce dernier cas, les matières sont effilées, striées de sang et de sanie purulente, et la défécation est excessivement pénible. De plus, il s'écoule de l'anus une sanie purulente amenant de fréquentes envies d'aller à la selle, tachant en jaune le linge et l'empesant comme l'amidon.

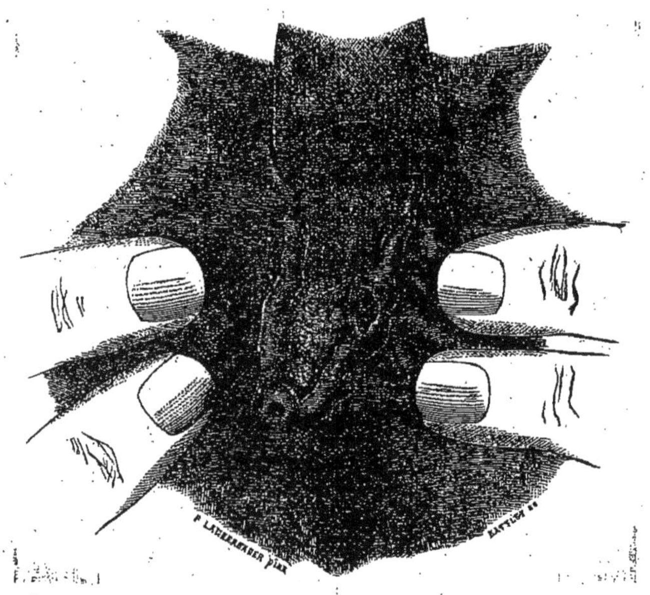

24 *avril*. — La malade étant chloroformée, M. Péan pratique la dilatation forcée : les tissus qui forment le rétrécissement cèdent assez facilement; des mèches rectales volumineuses sont placées journellement, et l'ulcération anale est cautérisée tous les huit jours. Sous l'influence de ce traitement, la douleur disparaît; le toucher rectal et les selles ne sont plus pénibles. A la place du rétrécissement, on trouve une surface mamelonnée irrégulière, ne faisant pas saillie; l'ulcération tend à la guérison; ses bords se continuent avec

le fond qui est d'un beau rouge. Il s'écoule toujours de l'anus une grande quantité de pus jaune crémeux.

La malade nous quitte (28 *mai*) avant d'attendre sa guérison complète.

Le 3 *septembre*, elle se présente à la consultation de l'hôpital : l'anus présente deux condylômes volumineux, et sur l'un d'eux, une ulcération profonde à bords taillés à pic, mais non décollés et sans fond grisâtre. Le rétrécissement n'a pas reparu ; l'ulcération est cicatrisée, dans sa partie inférieure du moins ; mais là où était sa partie la plus profonde, immédiatement au-dessous des mamelons, débris du rétrécissement, on trouve une ulcération profonde ayant environ la largeur d'une pièce de 50 centimes. La malade ne souffre plus, mais elle perd toujours beaucoup de pus par le fondement, et se plaint d'avoir souvent de la diarrhée. Pendant tout le temps de son séjour hors l'hôpital, elle a mis des mèches très-volumineuses ; aussi l'anus est-il fortement dilaté.

Le 8 *octobre*, la malade rentre à l'hôpital à peu près dans le même état. Nous lui ordonnons des mèches enduites de pommade à l'extrait de ratanhia et de belladone, et nous cautérisons l'ulcération profonde de l'anus.

Un mieux sensible apparaît, les pertes diminuent, l'ulcération se cicatrise en partie ; mais la partie la plus profonde persiste encore sous forme de petite cavité en cul-de-sac, et constitue ainsi une véritable fistule borgne interne. Nous enlevons (30 *octobre*) avec les ciseaux courbes, et à l'aide du spéculum de Sims, le pont qui forme la paroi de cette fistule borgne interne ; nous continuons les mèches et les cautérisations.

La malade allait de mieux en mieux quand, le 19 novembre, elle fut obligée de quitter l'hôpital pour cause d'insubordination.

Le 16 août 1869, l'un de nous retrouve la malade à la Pitié, salle Saint-Jean, n° 10 (service de M. le docteur Trélat). Elle y était entrée pour se faire soigner d'une hydarthrose du genou droit. Elle nous raconte qu'elle a continué à mettre des mèches après sa sortie de Lourcine, qu'elle ne souffre presque plus du fondement, que ses défécations sont faciles, si bien qu'elle n'a point voulu parler de son accident antérieur dans le service. Elle perd cependant encore un peu de mucopus ; par le toucher, on arrive à 3 centimètre 1/2 de l'orifice sur une bride résistante siégeant sur la paroi postérieure et gauche du rectum ; elle ne produit pas, à vrai dire, de rétrécissement, mais plutôt une simple diminution dans la dilatabilité du rectum en ce point.

Ajoutons qu'il ne lui est arrivé aucune affection qu'on puisse attribuer à la syphilis, et qu'actuellement elle n'en présente aucune trace.

OBS. XVII. — *Ulcération chancreuse de l'anus.*

Mich... Marie, âgée de 17 ans, entrée le 9 avril 1868, à l'hôpital Lourcine, salle Saint-Louis, n° 22, a déjà eu un écoulement il y a neuf mois environ, lequel a été guéri en quinze jours. Elle est retombée malade il y a un mois, quatre jours après un coït suspect ; elle ne s'est pas soignée, et a continué cependant à voir des hommes ; elle avoue avoir subi plusieurs rapprochements contre nature ; et depuis, elle souffre de l'anus.

Aujourd'hui, elle présente un œdème vulvaire considérable, lié à une vulvite intense ; il n'existe pas d'ulcération à la vulve ; le vagin est rouge, et le siége d'un écoulement jaune vert. A la partie postérieure de l'anus, condylôme et ulcération remontant dans le rectum, à bords taillés à pic déchiquetés et décollés, à fond grisâtre et rouge par places.

Lavages, tampons d'alun, cautérisations et mèches.

19 *avril.* L'œdème vulvaire a disparu, l'écoulement a diminué. L'ulcération anale a son fond rouge en voie de cicatrisation.

10 *juin.* — La malade ne perd plus ; le condylôme est devenu très-peu volumineux. L'ulcération anale est en partie cicatrisée.

20 *juin.* — Sort guérie.

OBS. XVIII.— *Chancres mous de la vulve et de l'anus* (1).

Paill... Marie, âgée de 35 ans, entrée le 12 septembre 1868, à l'hôpital Lourcine, salle Saint-Louis, nº 38, est tombée malade, pour la première fois, à l'âge de 24 ans ; il lui était venu un chancre et des végétations. L'année suivante, elle passa trois mois à Saint-Louis pour s'y faire soigner de syphilides

(1) Voir planche III.

papuleuses. Depuis, aucun accident. Mais il y a trois semaines environ, elle s'est aperçue d'un bouton à la fourchette; d'autres ont ensuite apparu à la vulve; et depuis quelques jours, elle souffre de l'anus, surtout pour aller à la selle; elle était, du reste, très-constipée; et elle nous raconte que son amant, après un coït normal, avait essayé de « pénétrer en arrière,» mais sans succès.

Nous lui trouvons plusieurs chancres mous sur les grandes lèvres; à la fourchette, deux autres chancres mous situés l'un au-devant de l'autre et séparés par un petit pont de peau décollée, sous lequel les deux chancres sont en communication. En avant de l'anus, sur la ligne médiane, un petit chancre mou mesurant 3 millimètres de diamètre environ; latéralement, trois tumeurs variqueuses, une à gauche et deux à droite. En arrière, deux condylômes, l'un plus petit et portant plus à gauche, l'autre plus volumineux et tout à fait en arrière. En déplissant la région, on reconnaît que ces deux condylômes sont ulcérés par leur face anale; l'ulcération du plus petit condylôme est plus étendue, tandis que celle du plus volumineux remonte dans le rectum jusqu'au bord supérieur du sphincter; à sa terminaison, on perçoit une petite tumeur, véritable condylôme interne, faisant saillie dans la portion ampullaire du rectum.

Les caractères de ces ulcérations ne diffèrent en rien de ceux des chancres mous : bords taillés à pic, irréguliers, décollés, fond grisâtre et suintant.

Avec le suintement de l'ulcération anale, on pratique deux

noculations au voisinage de l'anus; une seule réussit et donne lieu à un chancre mou.

Les chancres mous de la fourchette et ceux de l'anus sont cautérisés avec la solution de nitrate d'argent, une fois toutes les semaines; des mèches anales sont introduites chaque jour. Bientôt les chancres de la fourchette, comme ceux de l'anus, perdent leurs caractères pour se convertir en ulcérations simples ; mais tandis que ceux de la fourchette se cicatrisent rapidement, ceux de l'anus ne progressent que lentement, et ce n'est que le 2 *janvier* 1869 que la malade peut sortir parfaitement guérie ; l'ulcération était remplacée par une cicatrice rosée; les parois rectales étaient souples et non rétrécies.

OBS. XIX. — *Ulcération chancreuse de l'anus.*

Plas... Marie, âgée de 22 ans, entrée le 23 avril 1868, à l'hôpital Lourcine, salle Saint-Ferdinand, n° 14, est malade depuis 10 mois. A cette époque, il lui est venu de la cuisson en urinant, des démangeaisons, des ulcérations et du gonflement des grosses lèvres, des douleurs au fondement. Elle vivait alors avec un amant qu'elle a su être malade, et elle avoue avoir subi de lui un rapprochement contre nature ; elle perdit un peu de sang sur le moment, et c'est depuis cet acte qu'elle souffre de l'anus.

Elle alla à la Pitié, y resta deux mois, pendant lesquels elle fit une fausse couche de trois mois ; elle en sortit non guérie.

Elle se rendit alors à Lourcine ; là, on lui diagnostiqua,

dit-elle, un chancre qui fut cautérisé au chlorure de zinc; elle sortit au bout de huit semaines environ; elle souffrait encore pour aller à la selle. Pendant les deux mois qu'elle est restée hors de l'hôpital, les douleurs du fondement n'ont fait qu'augmenter, et c'est pour s'en guérir qu'elle entre dans le service.

Nous lui trouvons, en effet, une ulcération occupant le bord postérieur de l'anus et toute la paroi correspondante de la portion sphinctérienne du rectum. Cette ulcération a tous les caractères d'un chancre mou, et à sa base est un condylôme.

La malade est cautérisée à la solution de nitrate d'argent.

L'ulcération chancreuse prend peu à peu les caractères d'une ulcération simple, et le 2 juin, voici ce que nous constatons :

En déplissant l'anus, on voit, au niveau du condylôme, lequel a été détruit en partie par l'ulcération chancreuse, une petite ulcération se dirigeant vers le rectum et se terminant en pointe au niveau du bord de l'anus. Par le toucher, on trouve au-dessus de ce bord une autre ulcération qui cesse au niveau du bord supérieur du sphincter. A l'aide du spéculum de Sims, on constate que ces deux ulcérations sont situées sur une même ligne et sont réunies par une petite cicatrice longitudinale; elles ont mêmes caractères; bords peu élevés, non décollés, fond rouge. On peut donc dire que ces deux ulcérations proviennent de l'ulcération chancreuse primitive, laquelle s'est cicatrisée au niveau du bord de l'anus.

Le 10 juin, les deux ulcérations sont cicatrisées, et la

malade sort le 17 parfaitement guérie. Le rectum a conservé son calibre normal et ne présente pas de rétrécissement en aucun point.

OBS. XX. — *Ulcération chancreuse de la fourchette et de l'anus.*

Rib... Marie, âgée de 27 ans, entrée le 19 novembre à l'hôpital Lourcine, salle Sainte-Marie, n° 36, souffre depuis quinze jours de la matrice, et depuis dix jours de l'anus; elle a subi plusieurs fois des tentatives infructueuses de rapprochement contre nature; mais c'était bien avant d'avoir mal à la vulve.

Actuellement, elle porte à la fourchette un petit chancre mou, et à l'anus deux condylômes, l'un antérieur, l'autre postérieur, tous les deux ulcérés par leur face interne. Ces ulcérations à fond grisâtre, à bords taillés à pic et décollés se prolongent jusqu'à l'ampoule rectale.

Cautérisations et mèches.

Le chancre mou de la fourchette se guérit complétement; les ulcérations chancreuses de l'anus se transforment en ulcérations simples.

Le 17 janvier, à la place des ulcérations, on ne voit plus qu'une surface rosée opaline, limitée par un petit rebord à peine saillant; le rectum est souple et sans rétrécissement. La malade ne souffre plus; elle est vraiment guérie.

OBS. XXI. — *Ulcération chancreuse de l'anus et de la fourchette.*

Sim... Adèle, âgée de 17 ans, entrée le 27 mai 1868, à l'hôpital Lourcine, salle Saint-Ferdinand, n° 12, a depuis six mois un chancre à la fourchette, à la suite duquel il lui est venu du mal au fondement; elle était alors très-constipée; elle assure n'avoir jamais subi de rapport anti-physique.

Outre son chancre à la fourchette, nous lui trouvons une ulcération chancreuse de l'anus avec condylôme et hémorrhoïdes.

Les chancres de la fourchette et de l'anus sont cautérisés toutes les semaines; des mèches sont introduites chaque matin.

27 *août.* — La malade est renvoyée pour inconduite. Le chancre de la fourchette était cicatrisé depuis longtemps; mais l'ulcération anale, tout en ayant perdu son caractère chancreux, persistait encore.

OBS. XXII. — *Ulcération chancreuse du col utérin. — Chancre anal.*

Wuit... Valentine, âgée de 21 ans, entrée le 15 octobre 1868, à l'hôpital Lourcine, salle Saint-Ferdinand, n° 6, est malade depuis six semaines environ; elle perd et souffre de l'anus et du ventre; elle avoue un rapport contre nature, mais cela près de deux mois avant de tomber malade.

Elle n'a pas de leucorrhée; sur la lèvre antérieure

du col utérin, elle présente une ulcération probablement chancreuse ; à l'anus, ulcération chancreuse que nous avons inoculée, et qui nous a donné un résultat positif.

Cautérisations, mèches cératées.

18 *novembre.* — La malade sort : l'ulcération du col est guérie, mais le chancre anal ne l'est pas complétement. Cependant, les bords ne sont plus taillés à pic, ni décollés ; ils se continuent presque insensiblement avec le fond qui est opalin à la périphérie, rouge vif au centre ; en somme, ce n'est plus qu'une ulcération simple en bonne voie de réparation.

III. ULCÉRATIONS SYPHILITIQUES.

Les ulcérations syphilitiques se divisent naturellement en trois groupes : ulcérations primaires, secondaires, tertiaires.

1 — *Ulcérations primaires.*

Les ulcérations primaires se rapportent à une seule variété, constituée par ce qu'on appelle : chancre induré, chancre infectant, chancre d'infection, chancre syphilitique. Nous préférons ces deux dernières dénominations, à celle du chancre induré qui est sujette à conteste, et à celle de chancre infectant, car ce chancre n'infecte pas ; il indique, au contraire, que l'individu est infecté ; il est la première manifestation de l'infection syphilitique.

Pendant l'année 1868, nous n'avons pas eu à l'hôpital Lourcine un seul cas de chancre d'infection à l'anus. Cette rareté nous paraît tenir à ce que les malades, se rendant librement à cet hôpital, n'y entrent pas pour des lésions si bénignes en apparence. Aussi, faute d'expérience, nous contenterons-nous de résumer en quelques mots ce que l'on sait à ce sujet. Voici un relevé que nous avons fait sur le nombre des chancres indurés de l'anus, et de ceux des autres régions, chez l'homme et chez la femme.

NOMS	HOMMES.		FEMMES.	
DES AUTEURS	Anus.	Autres régions.	Anus.	Autres régions
Bassereau.	1	362	»	»
Fournier.	6	471	»	»
Clerc	»	404	»	»
Martin.	»	»	2	45
Carrier.	»	»	12	130
Total....	7	1237	14	175

On voit donc, d'après cela, que le chancre induré de l'anus, qui d'une façon générale est assez rare (1/68), est beaucoup plus fréquent chez les femmes (1/13) que chez les hommes (1/177).

Le chancre induré, ne se développant pas par auto-inoculation, comme le chancre mou, résulte donc d'une contamination directe. Il ne faudrait cependant pas en conclure qu'il soit toujours produit par un rapport contre nature. On conçoit, sans qu'il soit nécessaire d'entrer dans plus de détails, que le simple contact des parties génitales de l'homme suffise pour infecter, non-seulement la vulve, mais encore les parties circonvoisines ; et, comme ce mode de contagion serait à peu près impossible de femme à homme, on pourrait peut-être s'expliquer ainsi la différence considérable qui existe entre la fréquence du chancre d'infection à l'anus chez l'homme et chez la femme.

Le chancre d'infection se rencontre ordinairement à la marge de l'anus ; cependant, on en aurait rencontré dans le conduit anal. Il est solitaire d'habitude, et quand il en existe plusieurs, il y aurait eu plusieurs inoculations simultanées.

A l'anus, comme partout ailleurs, il se présente sous la orme d'une ulcération à bords non taillés à pic, de teinte plus ou moins foncée, et donnant au toucher une induration spéciale dite parcheminée, bien différente de l'induration inflammatoire, laquelle est moins nettement limitée et moins résistante. Peu de suppuration; inoculable sur un individu vierge de syphilis, non inoculable sur le sujet porteur du chancre. Pléiade ganglionnaire constante. Peu ou pas douloureux quand il siége à la marge. Nous ne savons si, quand il existe dans le conduit anal, il détermine de la douleur et des troubles de défécation.

La marche est lente. Ordinairement, il se termine spontanément, par cicatrisation de l'ulcération, et résolution de l'induration. Il peut se transformer en plaque muqueuse. Ajoutons enfin que les autres manifestations syphilitiques ne tardent pas à se montrer.

On ne pourrait confondre le chancre d'infection qu'avec

une érosion simple enflammée, un chancre mou, et même une plaque muqueuse.

1° Dans l'érosion simple, il peut exister une induration, mais qui sera inflammatoire, et par conséquent différente de celle du chancre infectant. L'érosion simple est rarement accompagnée de ganglions, se guérit rapidement lorsqu'elle est soignée méthodiquement, et enfin n'est pas suivie de manifestations syphilitiques.

2° Le chancre mou débute sans incubation, signe important si les commémoratifs sont dignes de foi. Les bords taillés à pic, son fond grisâtre, lui donnent un aspect tout différent. Sa marche est d'ordinaire plus rapide, et il est rarement suivi de manifestations syphilitiques ; en effet, le chancre mou ne peut être, pour le virus syphilitique, qu'une porte d'entrée, tandis que le chancre d'infection en est la première manifestation.

Nous ferons, dans le chapitre suivant, le diagnostic avec les plaques muqueuses.

A ne considérer que la lésion locale, le pronostic est très-peu grave, tandis qu'il est très-sérieux si on considère les accidents généraux qui pourront survenir.

Le traitement local consistera surtout en soins de propreté. On pourra commencer le traitement anti-syphilitique, à moins qu'on ne préfère attendre les premières manifestations secondaires, dans le but de contrôler le diagnostic porté.

2. — *Ulcérations secondaires.*

Elles comprennent les plaques muqueuses anales, et quelques autres ulcérations qu'on regarde également comme de nature syphilitique.

Étudions d'abord *les plaques muqueuses.*

Les plaques muqueuses se développent spontanément sous l'influence de la maladie générale. Cependant, quelques auteurs admettent qu'elles peuvent naître par contagion, être en un mot une des formes de l'exorde de la syphilis. Ce n'est pas ici le lieu d'entrer dans cette discussion. Ce qu'il y a de certain, quelque explication qu'on en donne, c'est que les plaques muqueuses sont, surtout chez les femmes, la première manifestation de la syphilis que le médecin ait à observer. Outre l'influence générale, il faut noter aussi une prédisposition locale de certaines régions; chez l'homme, par exemple, l'anus est le siége le plus fréquent de plaques muqueuses ; chez la femme, les plaques muqueuses anales ne viennent qu'en seconde ligne ; celles de la vulve sont trois fois plus fréquentes.

Au point de vue de leur siége, il faut distinguer celles qui sont à une certaine distance de l'anus, et celles qui sont à la marge même de l'anus. Ces dernières présentent seules quelques particularités; elles se développent surtout au niveau des replis anaux, lesquels s'œdématient; il en résulte comme autant de petits condylômes présentant, sur une partie plus ou moins grande de leur étendue, l'ulcération syphilitique. Elles ne remontent que très-peu dans le conduit anal, beaucoup moins haut que les chancres mous, et semblent ne pas dépasser l'extrémité supérieure des plis radiés. Nous n'en avons jamais trouvé dans le rectum, quoique les ayant souvent recherchées à l'aide du spéculum de Sims. Leur nombre est variable ; ordinairement plusieurs plis sont atteints.

Leur apparence, comme celle des plaques muqueuses des autres régions, est fort différente ; au début, ce sont des papules rosées à peine saillantes, qui s'indurent plus ou moins, deviennent bientôt le siége d'une sécrétion opaline ou diphthéroïde ; les unes restent plates : forme *érosive ;* il en est qui s'ulcèrent : forme *ulcéreuse ;* d'autres deviennent saillantes et végètent : forme *papuleuse* et *végétante.* Nous ne nous occuperons que des plaques muqueuses ulcérées.

Il faut bien se garder de les confondre avec les *plaques muqueuses fendillées.* Celles-ci ne se trouvent qu'à l'orifice même de l'anus, occupant deux replis voisins ; si on vient à déplisser la région, la plaque muqueuse semble s'ouvrir, et on voit alors dans l'interstice de séparation des deux replis une fente qui traverse la plaque muqueuse et quelquefois même s'étend au delà de la surface muqueuse en suivant la direction du pli cutané. Cette variété, spéciale d'aspect, est due à la configuration toute particulière de la région ; car les plaques muqueuses concomitantes ne présentent pas ce caractère, et on ne le retrouve que là où cette même configuration anatomique se reproduit, aux commissures labiales, par exemple. Aussi cette fissure n'est-elle pour nous qu'une complication toute accidentelle de la plaque muqueuse, complication que l'on peut trouver, non-seulement sur la plaque muqueuse elle-même, mais encore à côté d'elle, comme nous le verrons plus loin.

Les *plaques muqueuses ulcérées, proprement dites*, sont essentiellement différentes ; elles n'ont pas de siége spécial ; nous n'en avons jamais trouvé à l'orifice même de l'anus ; 'ulcération n'atteint pas seulement quelques plaques de siége déterminé, mais toutes pour la plupart. Cette ulcération est de forme arrondie ; elle est inscrite dans la plaque muqueuse dont elle ne dépasse pas les bords, lesquels sont plats ou saillants. Elle est, en un mot, une complication intimement liée à la manifestation syphilitique, et non plus à la configuration anatomique de la région. Cependant, il serait possible qu'elle soit due à l'inoculation des plaques muqueuses par le pus d'un chancre simple.

Les plaques muqueuses sont ordinairement peu douloureuses ; les plaques fendillées font exception ; souvent elles rendent la défécation très-pénible, et s'accompagnent d'une véritable névralgie. Nous avons souvent trouvé, dans ce cas, la contracture Ajoutons enfin qu'elles sont presque toujours accompagnées d'autres affections syphilitiques : plaques muqueuses d'autres régions, syphilides, ganglions... Nous n'entrerons pas dans ces détails, du reste bien connus aujourd'hui.

1° La plaque muqueuse plate pourrait être confondue avec un chancre syphilitique; mais le chancre syphilitique de l'anus est rare; ordinairement il est unique et est, avec l'adénite, la première manifestation syphilitique précédant les plaques muqueuses et les syphilides; il est le siége d'une induration caractéristique ; sa durée est longue ; il semble résister au traitement local.

2° La plaque muqueuse fendillée ne pourrait être prise que pour une fissure simple; les bords de l'ulcération ne sont pas entourés d'une surface muqueuse et suintante; il n'y a pas dans l'aine de pléiades ganglionnaires ni d'autres signes de syphilis.

3° La plaque muqueuse ulcérée est parfois d'un diagnostic plus difficile, tant elle peut ressembler au chancre mou, surtout si celui-ci est survenu chez un sujet syphilitique arrivé à la seconde période; cependant, s'il existe un certain nombre de ces ulcérations douteuses, et qu'on examine avec soin celles qui paraissent être les moins avancées, on pourra s'éclairer sur leur nature; le chancre mou se présentant aussitôt à son début avec tous ses caractères : ulcération à bords taillés à pic, fond grisâtre, etc., tandis qu'à cette même période, la plaque muqueuse n'est pas encore ulcérée, ou ne l'est qu'à son centre ; et, dans ce dernier cas, les bords de l'ulcération présentent une surface muqueuse qui n'existe pas dans le chancre mou. On consultera la base de l'ulcération plus ou moins indurée dans le cas de plaque muqueuse, ainsi que les ganglions inguinaux; et si le diagnostic reste encore douteux, on pratiquera l'inoculation.

Le traitement des plaques muqueuses anales ne présente rien de particulier ; il est local et général. Le traitement local consiste en des cautérisations. Nous avons employé comparativement des solutions au dixième d'azotate d'argent, de chlorure de zinc, d'acide thymique (préparé par M. Bouillon, pharmacien); l'azotate d'argent nous a le mieux réussi.

Le traitement général sera celui des accidents secondaires : mercure et iodure de potassium ; on peut les donner séparés ; nous les donnions réunis sous la forme de sirop contenant, par chaque cuillerée : 1 gramme d'iodure de potassium, et 1 centigramme de bi-iodure de mercure. A l'hôpital Lourcine, il s'entretient parmi les malades une crainte exagérée du mercure, et si on le leur ordonne sous forme de pilules, elles font semblant de les avaler, les cachent dans la bouche, entre les joues et les arcades dentaires, puis les rejettent une fois la sœur passée. Avec le sirop, on n'a pas à craindre cette supercherie et les erreurs qui en résulteraient. Ajoutons que le traitement général ne suffit pas seul pour guérir les plaques muqueuses ; il est surtout préventif des accidents à venir, tandis que le traitement local est curatif des accidents actuels, et c'est sans doute ce qui fait persister dans leur pratique les ennemis du mercure ; car ils doivent savoir que ce médicament ne produit aucun accident, quand il est administré sagement, comme on est dans l'habitude de le faire maintenant.

Les quatre observations suivantes sont extraites de la thèse de M. Spillmann (1) ; elles ont été recueillies dans le service de M. Fournier, à l'hôpital Lourcine, par M. Curtis, interne très-distingué des hôpitaux. Les deux premières nous montrent à merveille, mieux que les meilleures descriptions, combien grande est la ressemblance de certaines plaques muqueuses ulcérées avec les chancres mous, et de combien de difficultés est entouré leur diagnostic.

OBS. XXIII. — *Cas très-curieux de syphilide ulcéreuse simulant des chancres mous.*

D... (Marie), 20 ans, entrée le 17 mars 1868, salle Saint-Clément, n° 18.

Antécédents. — Pas de renseignements sur l'accident initial. Elle a eu des « boutons » à la vulve il y a trois semaines. Pas de traitement méthodique.

Etat actuel. — La grande lèvre gauche est considérablement tuméfiée ; elle a le volume d'un segment d'une très-grosse orange. Sa surface est bosselée et ulcérée, d'une coloration jaunâtre en quelques points, rosée en d'autres. Elle a une consistance très-dure et se déplace en masse quand on la palpe.

Sur les deux grandes lèvres, on voit de nombreuses papules

(1) *Spillmann.* Des syphilides vulvaires. Paris, Thèse de doctorat, 1869.

plates, saillantes et sèches sur leur face externe, superficielles, rouges et érosives sur leur face interne. Ces papules muqueuses se continuent sur les petites lèvres, à l'entrée du vagin.

Dans le sillon génito-crural droit et autour de l'anus, existent plusieurs petites érosions creuses, à bords saillants, qui ont l'aspect de chancres simples.

Sur la fesse gauche, au-dessous de la grande lèvre gauche, à l'endroit que la malade signale comme ayant été le siége du premier « bouton, » on trouve une large surface rouge, granulée, sèche, reposant sur un gros noyau d'induration. Cette surface paraît être une cicatrice.

Adénopathie bi-inguinale très-marquée, macules brunâtres sur les cuisses.

Eruption érythémateuse du tronc.

20 *mai.* — Inoculation à la cuisse droite, avec le pus d'une des ulcérations chancriformes de la fesse.

Traitement. — Proto-iodure d'hydrargyre, 0,05; bains, lotions chlorurées, cautérisation avec la solution de nitrate d'argent.

Le 23. Inoculation négative, amélioration des accidents.

Le 25. L'énorme papule de la grande lèvre gauche est sèche. *Statu quo* pour la syphilide.

Le 30. La large surface de la grande lèvre gauche transformée en plaque muqueuse, est rugueuse, sèche et rosée.

13 *avril.* — L'amélioration continue.

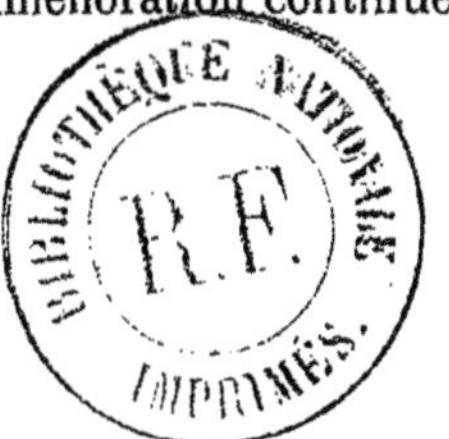

Le 25. La malade sort. Il reste simplement une coloration rosée de la grande lèvre.

Rentrée à l'hôpital le 16 juin, elle n'a fait aucun traitement depuis sa sortie.

État actuel. — La grande lèvre gauche est énorme et toute sa face interne est sillonnée d'ulcérations assez creuses (d'un millimètre et demi), à fond complétement jaune, à bords saillants et capricieusement ondulés en cercles et demi-cercles, etc., etc.

Au-dessus de la grande lèvre, ulcération presque circulaire de même nature.

A la marge de l'anus, à gauche, ulcération de même nature assez large, de fond rose-jambon, creuse d'un demi-millimètre.

La marge de l'anus présente de plus une série d'ulcérations circulaires très-variables en étendue, d'un pois à une tête d'épingle, creuses d'un demi-millimètre peut-être, quelques-unes cependant plus superficielles, à fond couleur jambon et d'un aspect qui rappelle le chancre simple, à part toutefois l'apparence du fond.

Il existe en outre plusieurs autres ulcérations irrégulières assez creuses, à fond jaunâtre, et tout à fait semblables à des chancres simples.

Diagnostic. — Syphilide ulcéreuse vulvaire et anale, ondulée d'une façon curieuse à la vulve.

Inoculation avec le pus des ulcérations de la grande lèvre gauche.

Roséole, papules muqueuses de la commissure des lèvres, etc.

Traitement. — Sirop de Gibert, deux cuillerées; lotions chlorurées, bains, poudre d'oxyde de zinc.

18 *juin.* — L'inoculation est négative.

Réparation commençante.

Le 27, il ne reste à la vulve que l'épaisissement de la grande lèvre.

10 *juillet.* — Quelques érosions vulvaires très-superficielles.

1er *août.* — Cicatrisation complète. La malade quitte l'hôpital.

La malade rentre pour la troisième fois le 11 septembre. De nouveaux accidents ont apparu depuis trois semaines.

La marge de l'anus est couverte de plaies; la plupart ont l'aspect typique du chancre simple; mais quelques-unes, en même temps ulcéreuses, présentent à leur voisinage des élevures granuleuses semblables à une syphilide végétante. Bubon gauche inflammatoire.

Diagnostic. — Chancres simples et syphilide à développement papillaire. De plus, à l'anus même, plusieurs papules larges, ulcéreuses, entourées de bourrelets durs et saillants.

Traitement. — Une cautérisation avec la solution de nitrate d'argent.

Inoculation avec du pus des surfaces granuleuses.

12 *novembre.* — L'inoculation paraît certainement avoir réussi. On voit une petite vésicule entourée d'une auréole érythémateuse. Bubon ouvert dans le bain.

Le 13, l'aréole de l'inoculation a diminué. La petite vésicule est crevée et laisse à sa place une érosion entaillée.

Les ulcérations de l'anus paraissent mieux.

Le 20, l'inoculation a été pansée au diachylon; aujourd'hui, on ne trouve qu'un bouton croûteux sans signification.

Les plaies anales se réparent.

Le 24, l'inoculation est fermée. Nous avons eu affaire à une *fausse pustule* qui avait ceci de remarquable, qu'elle avait été entaillée comme un chancre simple.

Le 28, les ulcérations anales sont entièrement sèches et entrent en réparation. Elles sont traitées avec une solution de nitrate d'argent au 3me.

8 *décembre*. — La réparation se maintient.

Le 21, quelques légères érosions anales.

La malade veut sortir.

OBS. XXIV. — *Syphilide ulcéreuse chancriforme* (1).

M... (Louise), 16 ans, entrée le 8 septembre 1868, salle Saint-Clément, no 6.

Renseignements incomplets, dit avoir eu un « bouton » à la vulve il y a deux mois. La syphilide du corps daterait de quinze jours; la malade n'a pas suivi de traitement.

État actuel. — Gonflement considérable des grandes et des petites lèvres qui sont recouvertes d'ulcérations secondaires multiples. La petite lèvre droite est très-indurée. Dans

(1) *Loc. cit.*, obs. XVII.

les plis génito-cruraux, deux ulcérations larges comme une pièce de dix sous, très-creuses. Ces ulcérations ont toutes un aspect chancriforme. — Inoculation.

Ulcérations périnéales de même aspect que les précédentes.

Diagnostic. — Syphilide ulcéreuse chancriforme.

Psoriasis palmaire, syphilide papuleuse et papulo-squammeuse du corps, pléiade inguinale.

Traitement.—Une pilule de proto-iodure d'hydrargyre, de 0,05. Lotions chlorurées, ouates, etc.

10 *septembre.* — Inoculation négative; ulcérations déjà modifiées. Sous le sein, large érosion assez semblable aux ulcérations vulvaires. C'est une papule excoriée.

Le 14, tuméfaction considérable des grandes lèvres. Quelques-unes des ulcérations demeurent chancriformes.

Le 17, ulcérations vulvaires presque cicatrisées.

Les ulcérations anales sont stationnaires.

Le 24, cicatrisation complète.

OBS. XXV. — *Syphilide ulcéreuse* (1).

J... (Stéphanie), 16 ans, entrée le 20 novembre 1868, salle Saint-Clément, n° 32.

Antécédents.— Dit avoir eu « des boutons » à la vulve il y a six mois. Grossesse depuis la même époque. Chute de cheveux depuis trois mois.

État actuel. — Sur toute la région vulvo-anale, existent de

(1) *Loc. cit.*, obs. XVIII.

très-nombreuses lésions ulcéreuses; sur les grandes lèvres, et de chaque côté de la fourchette, deux plaques circulaires, discoïdes, saillantes, de 2 à 3 millimètres, larges, en moyenne, comme des lentilles ou des haricots, nettement limitées par un bord saillant. Ces lésions diffèrent des plaques muqueuses discoïdes banales, en ce que leur centre est déprimé, ombiliqué pour ainsi dire, par suite de l'existence d'une ulcération centrale assez creuse, à fond rosé ou rouge, tapissée d'une sécrétion grisâtre; quelques-unes des papules n'offrent pas d'ulcération.

A la marge de l'anus, les lésions très-confluentes changent un peu d'aspect; l'état ulcéreux prédomine sur l'état papuleux, de sorte que les papules, peu saillantes, semblent avoir été rongées par l'ulcération qu'elles supportent. Ces lésions sécrètent rapidement une sérosité limpide. Elles ne ressemblent pas à des chancres simples, quoique creuses. Aucune des lésions ne présentent d'induration à la base; pas d'adenopathie.

Diagnostic.—Syphilide vulvaire, papule ulcéreuse, ecthyma vulvaire.

Traitement. — Cautérisation avec une solution de nitrate d'argent, lotions chlorurées, etc.

L'inoculation faite avec du pus des ulcérations, a fourni un résultat négatif.

1er *décembre.* — Les accidents se réparent lentement.

Le 8, tout est sec à la vulve.

Le 18, sortie.

OBS. XXVI. — *Syphilide ulcéreuse.* (1).

R... (Adèle), 26 ans, entrée le 21 janvier 1868, salle Saint-ean, 11.

Antécédents. — Déjà traitée il y a deux ans pour des accidents syphilitiques. Un écoulement il y a un an. Il y a quinze jours, elle s'aperçut qu'elle avait « des boutons» à la vulve.

Etat actuel. — Les grandes lèvres tuméfiées présentent une série de végétations. A la face interne de la grande lèvre gauche, on trouve de petites élevures légèrement exulcérées à leur centre ; quelques-unes sont sèches.

Sur la grande lèvre droite existent des élevures semblables; de plus, on distingue les trois ulcérations; la supérieure de la largeur d'une lentille, légèrement ulcéreuse, à fond jaunâtre; les deux autres inférieures, un peu plus grandes, plates, offrent toutes à leur base une rénitence non significative.

A l'anus, sur un mamelon proéminent, on aperçoit une ulcération de la largeur d'une pièce de vingt centimes, de caractère également indéterminé. Sur un autre mamelon, trois ulcérations semblables sans caractère. Plusieurs ganglions durs, indolents dans les deux aines.

Diagnostic. — Syphilide ecthymateuse de la région vulvo-anale.

Inoculation avec le pus d'une ulcération de la vulve.

(1) *Loc. cit.*, obs. XXI.

Traitement. — Proto-iodure d'hydrargyre, 0,05; lotions chlorurées, bains, charpie.

3 *février.* — L'inoculation est négative. Tous les boutons sont cicatrisés; il ne reste qu'une série de petites ulcérations sur les grandes lèvres et à l'entrée du vagin.

Le 5, sauf une ulcération de la marge de l'anus, il ne reste que des végétations qui sont excisées.

Le 17, sortie; il ne demeure qu'une érosion légère à l'anus.

Ulcérations concomitantes aux plaques muqueuses.

Nous avons dit que des ulcérations pouvaient accompagner les plaques muqueuses anales; ces ulcérations sont des érosions, des fissures, des ulcérations proprement dites, lesquelles sont chroniques ou chancreuses.

1° Les *érosions* ne diffèrent en rien des érosions érythématheuses simples, des érosions que nous avons vu accompagner la blennorrhagie et même les chancres mous. La cause est analogue : frottement d'une part, et de l'autre humidité; humidité produite par un liquide virulent ou simplement irritant, peu importe au point de vue de l'érosion, le mécanisme pathogénique est le même. Les caractères cliniques sont également en tous points semblables; aussi renvoyons-nous à la description que nous en avons donnée au commencement de ce travail (1). (Nous n'avons pas cru devoir donner d'observations de ces érosions; c'est vraiment une lésion par trop commune.)

(1) Voir page 13.

2° Les *fissures* ou rhagades se rencontrent toujours à l'orifice même de l'anus, entre deux replis, le plus souvent sur la ligne médiane et, d'après nos quelques observations, surtout en avant.

Elles sont allongées dans le sens des plis de l'anus, triangulaires quand on les examine en essayant de déplisser l'anus avec les doigts, ovalaires quand c'est avec le speculum de Sims. Tantôt elles sont très-superficielles; leurs bords sont alors peu saillants, et le fond est strié longitudinalement et de couleur rosée; tantôt elles sont plus profondes, à bords légèrement taillés à pic, mais non décollés et réguliers, à fond un peu tomenteux, ordinairement rouge. La première forme paraît appartenir aux fissures récentes, la seconde aux fissures plus anciennes. Dans les deux cas, pas d'induration. A l'extrémité extérieure, existe quelquefois un léger condylôme; il nous a semblé qu'il accompagnait surtout les fissures ulcéreuses, celles qui paraissent de date déjà ancienne.

Ces fissures donnent peu ou pas de suppuration. Tantôt elles sont indolentes, tantôt elles sont, au contraire, plus ou moins douloureuses, et, dans la plupart des cas, nous avons remarqué qu'il existait alors de la contracture sphinctérienne.

Elles se terminent ordinairement par la guérison. Cependant, si elles ne sont pas soignées, si elles sont irritées, s'il existe des hémorrhoïdes, elles se convertissent en ulcères chroniques, comme nous le verrons plus loin.

Ces fissures, nous les avons trouvées coexistant, dans la

moitié des cas, avec des plaques muqueuses de la vulve seulement; dans l'autre moitié des cas, avec des plaques muqueuses vulvaires et anales ; et alors, les rapports peuvent être plus ou moins immédiats : tantôt les plaques muqueuses occupent seulement la marge de l'anus, tantôt elles ont envahi l'orifice anal, siégeant sur le dos des replis de l'anus, dominant la fissure placée dans le fond des replis, tandis que dans ce que nous avons décrit sous le nom de *plaques muqueuses fendillées*, la plaque muqueuse et la fissure sont confondues.

Quelle est la nature de ces fissures? M. Alph. Guérin (1) décrit pour l'anus « deux espèces de plaques muqueuses, les unes ne différant en rien de celles qui se développent sur le scrotum, par exemple ; les autres commençant par une hypertrophie des plis radiés de l'anus et se terminant par une ulcération fendillée, que les auteurs ont comprise dans la description des rhagades. » Donc, pour M. A. Guérin, se sont bien des manifestations syphilitiques.

Tel n'est pas notre avis, car ces fissures sont identiquement semblables ; que la plaque muqueuse soit à leur niveau même (plaque muqueuse fendillée), qu'elle siége à leur côté ou à une plus ou moins grande distance; de plus, elles ne diffèrent en rien de celles que l'on trouve dans la blennorrhagie; enfin elles ont les mêmes caractères que celles que peuvent avoir les sujets vierges de tout accident vénérien;

(1) *Traité des maladies des organes génitaux externes de la femme*, p. 123.

et il nous semble que puisque cette lésion (fissure) reste si constante dans des affections de nature si différente (affections non vénériennes, blennorrhagie, syphilis), cela nous indique qu'il ne faut pas chercher sa raison d'être dans ce que ces affections ont de différent, c'est-à-dire dans leur nature, mais dans ce qu'elles peuvent avoir de commun. Or, dans toutes, nous retrouvons des causes d'irritation locale, agissant toutes de la même façon, en enflammant le tissu, en le rendant plus friable et moins résistant. Aussi, répéterons-nous ce que déjà nous avons dit à propos des ulcérations blennorrhagiques : la syphilis, pour produire la fissure, n'agit pas en tant que maladie virulente, mais par l'irritation que produisent autour d'elle ses manifestations locales, ses plaques muqueuses. Que si quelque hardi expérimentateur venait inoculer sur un sujet pur de syphilis, le pus qu'il aurait recueilli sur une de ces fissures, et si, réussissant à produire un chancre induré, il allait en conclure que ces fissures sont bien de nature syphilitique, nous dirions encore : non, ces fissures ne sont pas plus spécifiques que le serait par exemple, une plaie traumatique que se serait faite un syphilitique, et sur laquelle aurait coulé du pus de plaques muqueuses ; et cependant, elle aussi, donnerait un chancre induré sur un individu sain.

Le traitement de ces fissures sera celui des fissures en général ; seulement, il ne sera profitable que lorsque la cause qui les entretient sera détruite, lorsque les plaques muqueuses seront cicatrisées.

OBS. XXVII. — *Leucorrhée. — Plaques muqueuses vulvaires et anales. — Fissure anale.*

Aub... Virginie, 23 ans, entrée le 3 septembre 1868, à Lourcine, salle Sainte-Marie, n° 4, est malade depuis quinze jours. A cette époque, elle a éprouvé une courbature générale, et il lui est venu des boutons aux parties. Elle dit n'avoir jamais eu qu'un seul amant, avec lequel elle vivait maritalement ; elle s'est aperçue, quelque temps avant de tomber malade, qu'il portait à la verge une espèce de cicatrice ; elle ne peut nous donner aucun renseignement sur cet homme, ayant cessé tout rapport avec lui.

Elle nous présente : de la leucorrhée, des plaques muqueuses vulvaires péri-anales et anales, des érosions érythémateuses aux cuisses, à la vulve et aux fesses, un condylôme peu volumineux siégeant à la partie antérieure de l'anus ; en déplissant l'anus, on découvre sur ce point une fissure ne différant en rien des fissures ordinaires ; pas de contracture ; pas de douleur pour aller à la selle ; des syphilides lenticulaires, croûtes dans la tête et chute des cheveux. Rien à la gorge, ni à la bouche, ni aux seins.

Les plaques muqueuses sont cautérisées à la solution d'azotate d'argent une fois toutes les semaines, et on lui donne chaque jour une cuillerée de sirop composé. On ne traite pas la fissure.

Un mois après, les plaques étaient guéries, mais la fissure persistait encore, quoique ayant diminué. Les pertes blanches étaient toujours très-abondantes et entretenaient de l'érythème et des érosions dans toute la région. Des tampons d'alun sont alors appliqués; l'anus est dilaté, puis pansé avec des mèches, et la guérison complète est obtenue.

OBS. XXVIII. — *Plaques muqueuses, vulvaires et anales. — Fissure anale.*

Bru..., Augustine, âgée de 24 ans, entrée le 21 juillet 1868, à l'hôpital Lourcine, salle Sainte-Marie, n° 27, est atteinte de plaques muqueuses amygdaliennes, vulvaires et anales, avec pléiades ganglionnaires inguinales et cervicales. De plus, à la partie antérieure de l'anus est un condylôme non ulcéré; mais en déplissant l'anus, on voit à ce niveau une ulcération triangulaire, à base tournée du côté du condylôme, à sommet dirigé dans le rectum; le fond en est rosé avec de petites taches blanchâtres; les bords en sont peu saillants, non décollés.

Cette femme était accouchée le 30 avril dernier; un mois après elle avait vu son mari, qu'elle a su depuis avoir des plaques muqueuses aux bourses; des pertes jaunes lui étaient venues; puis, quinze jours après, elle avait éprouvé une courbature générale, et des boutons étaient apparus aux parties. Elle a toujours nourri son enfant, et il se porte à merveille.

Les plaques muqueuses sont cautérisées tous les huit jours; celles de droite avec une solution d'acide thymique au dixième; celles de gauche avec une solution de nitrate d'ar gent d'égale proportion. Des mèches sont placées dans le rectum.

Nous lui laissons nourrir son enfant, en lui recommandant de bien surveiller ses seins et de ne pas l'embrasser sur la bouche.

13 *septembre*.—Les plaques muqueuses sont guéries; celles de gauche l'ont été plus rapidement; les cautérisations étaient plus douloureuses.

L'ulcération anale est parfaitement cicatrisée; le condylôme a presque totalement disparu.

Nous gardons la malade jusqu'au 30 *septembre*. Sa guérison s'est maintenue. L'enfant n'a présenté aucun symptôme de syphilis.

OBS. XXIX. — *Plaques muqueuses vulvaires et anales. — Fissures anales.*

Com..., Antoinette, âgée de 21 ans, est entrée le 6 août 1868 à l'hôpital Lourcine, salle Saint-Louis, n° 28, pour se faire traiter de plaques muqueuses vulvaires et anales datant de quinze jours. Elle se plaint également de souffrir extrêmement du fondement, surtout pour aller à la selle.

L'examen de la région nous montre à la partie antérieure de l'anus un condylôme très-petit, lequel correspond à une ulcération anale; cette ulcération est de forme triangulaire, la base correspondant au condylôme, le sommet remontant dans l'intérieur du rectum; les bords de cette ulcération ne sont ni déchiquetés, ni décollés, ni taillés à pic; ils se continuen insensiblement avec le fond qui est d'un beau rouge. On voit également à la partie postérieure de l'anus et au fond du repli, une fissure très-étroite, mais sans condylôme. Le sphincter est contracturé ; il ne sort pas de pus par l'anus.

Nous traitons les plaques muqueuses et la fissure par les cautérisations à la solution de nitrate d'argent.

Les plaques muqueuses se cicatrisent ; mais les fissures persistent ; les cautérisations les rendent très-douloureuses. On pratique la dilatation, et elles disparaissent.

OBS. XXX. — *Plaques muqueuses vulvaires et anales. — Fissure anale.*

Gail..., Céline, âgée de 18 ans, entrée le 20 août 1868 à l'hôpital Lourcine, salle Saint-Louis, n° 31, a éprouvé, il y a quinze jours, une courbature générale, et a vu apparaître des boutons à la vulve. Elle souffre également de l'anus depuis quelque temps, et elle avoue avoir subi, il y a quinze jours, deux rapprochements contre nature; elle assure n'avoir pas été blessée dans ces actes.

A l'examen, nous lui trouvons des syphilides papulo-squammeuses, sur la poitrine principalement ; des plaques muqueuses vulvaires et anales; et, à l'anus, une fissure ne différant en rien des fissures ordinaires.

Le 11 novembre, elle sort guérie de ses plaques, mais pas complétement de sa fissure.

OBS. XXXI. — *Vaginite.* —*Plaques muqueuses tuberculeuses à la vulve.* — *Fissure anale.*

Meurt... Augustine, âgée de 29 ans, entrée le 2 mai 1868 à l'hôpital Lourcine, salle Sainte-Marie, nº 35, est tombée malade au moment de son dernier accouchement; il y a deux mois de cela; c'étaient des boutons qui lui sortaient par tout le corps; son mari était malade depuis près d'un an; elle a remarqué qu'il avait du mal sur le membre, il se faisait soigner au Midi. Depuis un mois, il lui est venu des boutons aux parties, du mal à la gorge, des croûtes à la tête, et ses cheveux se sont mis à tomber.

Actuellement elle nous présente, outre ses syphilides, des plaques muqueuses tuberculeuses à la vulve seulement, un écoulement jaune très-abondant, et, à l'anus, plusieurs ulcérations en forme de fissure.

Injections vaginales à l'alun, cautérisations des plaques muqueuses et des ulcérations.—Guérison.

Notons encore que, quoique syphilitique, cette malade a continué à nourrir son enfant, que cet enfant est magnifique, et n'a présenté pendant son séjour aucun symptôme de syphilis; les seins de la mère, qui étaient observés avec le plus grand soin, n'ont jamais eu la moindre écorchure, et elle évitait d'embrasser son enfant.

OBS. XXXII. — *Plaques muqueuses vulvaires. Fissure anale.*

Jul... Marie, âgée de 22 ans, entrée le 8 octobre 1868 à l'hôpital Lourcine, salle Sainte-Marie, n° 28, s'est aperçue, il y a six semaines, d'une écorchure au bas de la lèvre droite; elle avait eu deux rapports, l'un six jours, l'autre trois jours avant. A la place de l'écorchure est venu un bouton, puis des taches ont apparu à la poitrine (il y a quinze jours de cela); des boutons sont venus ensuite à la vulve, à la bouche, des croûtes ont apparu dans le cuir chevelu, et les cheveux ont commencé à tomber.

Actuellement, nous constatons, outre les syphilides, des plaques muqueuses vulvaires et buccales, une fissure anale dont la malade ne se plaignait pas, en raison de son peu de douleur; elle n'amenait qu'un peu de gêne au moment des selles.

La malade est traitée par les cautérisations à l'extérieur, le sirop composé à l'intérieur.

11 *novembre.* — La malade sort; elle est parfaitement guérie de ses plaques muqueuses; il y a déjà quelque temps de cela; la fissure seule n'est pas complétement cicatrisée.

OBS. XXXIII. — *Catarrhe utérin. — Plaques muqueuses vulvaires. — Fissures anales.*

Laub... Virginie, âgée de 21 ans, entrée le 27 août 1868 salle Sainte-Marie, n° 17, nous présente des plaques muqueuses à la vulve, et des pléiades ganglionnaires aux aines, du catarrhe utérin, le col déchiqueté, et deux fissures ulcéreuses à l'anus, une antérieure, l'autre postérieure, avec des petits condylômes à leur base.

Cette malade était accouchée à terme deux mois avant, avait revu son amant, et était tombée malade huit jours après.

Cautérisations avec la solution de nitrate d'argent.

30 *septembre*. — Les plaques muqueuses sont cicatrisées, les condylômes ont presque totalement disparu, et il ne reste plus en arrière qu'une légère fissure. La malade ne souffrant plus quitte l'hôpital.

OBS. XXXIV. — *Leucorrhée*. — *Plaques muqueuses vulvaires*. — *Fissure anale*.

Mor... Barthe, âgée de 18 ans, entrée le 24 septembre 1868 salle Saint-Ferdinand, n° 10, a déjà eu, il y a un an, une vaginite; depuis trois semaines environ, cette vaginite est revenue, et depuis dix jours, des boutons ont apparu à la vulve.

Elle nous offre actuellement un écoulement vaginal, des plaques muqueuses à la vulve, et des syphilides sur le tronc et les membres; de plus, elle a une ulcération anale en forme de fissure, avec légère contracture; elle ne souffre de l'anus que depuis fort peu de temps.

Sirop composé, cautérisations au crayon et avec la solution de nitrate d'argent. — Guérison.

Les *ulcérations* proprement dites qui peuvent se rencontrer sont, avons-nous dit, les ulcères chroniques et les chancres mous.

Mais avant, nous devons citer une forme d'ulcération toute particulière, que nous n'avons rencontrée que dans deux cas. Ces ulcérations siégeaient à l'orifice ou dans la portion inférieure du conduit anal; dans les deux cas, elles coexistaient avec des végétations de cette région, et se trouvaient, pour la plupart, au pied de ces végétations ; celles qui étaient libres paraissaient cependant devoir être en rapport avec des végétations, l'anus une fois fermé. Comme aspect, elles ressemblaient à des ulcérations folliculaires; elles étaient à contours réguliers, à bords comme taillés à l'emporte-pièce, à fond rouge, allant, comme dimensions, d'une tête d'épingle à une lentille. Dans l'un de ces cas, les végétations ayant été excisées, les ulcérations ont guéri spontanément; tandis que dans l'autre, elles ont persisté, les végétations n'ayant pas été enlevées.

Nous n'avons pas assez d'observations de ce genre de lésions pour donner une opinion sur leur nature et leur pathogénie; toutefois, leur siége et leur marche nous ont fait penser qu'elles n'étaient pas de nature syphilitique, mais étaient dues à un travail ulcératif résultant de la compression de la muqueuse par les végétations.

OBS. XXXV. — *Tubercules muqueux.* — *Végétations.* — *Fissure et ulcérations folliculaires de l'anus.*

Desh... Pulchérie, âgée de 25 ans, entrée le 21 juillet 1868, à l'hôpital Lourcine, salle Sainte-Marie, n° 3, est tombée malade il y a quatre mois : courbature générale, boutons aux parties, taches sur le corps; elle était alors enceinte et vivait maritalement avec son amant, qu'elle croit sain. Un mois après le début de ces premiers accidents, elle a commencé à souffrir de l'anus, et, depuis trois semaines, la défécation est devenue très-pénible. Elle assure n'avoir subi aucun rapport anti physique, et elle n'a pas éprouvé de constipation remarquable.

Dans ces derniers temps, elle est accouchée à terme, mais d'un enfant mort-né.

Actuellement elle présente : à la commissure droite, des plaques muqueuses fendillées ou en grain d'orge ; rien dans la bouche ni aux amygdales. Aux régions inguinales droite et gauche, pléiades ganglionnaires. Au niveau du pli fémoro-génital gauche, groupe de végétations de la largeur d'une pièce de cinq francs. A la vulve, plaques muqueuses, multiples, saillantes et végétantes. La fourchette est tapissée de végétations molles vasculaires, s'étendant à quelques centimètres dans le vagin et sur les petites lèvres. La muqueuse vaginale est rouge, mais pas d'écoulement. Le col est volumineux, violacé ; son orifice est entr'ouvert et donne issue à du muco-pus (on se rappelle que la malade est accouchée récemment). L'utérus est en position et situation normales ; il est mobile. La région anale présente des végétations et quelques tubercules muqueux. A l'anus, on voit un condylôme occupant le sillon interfessier, et mesurant près de 3 centimètres de longueur et 1 centimètre de hauteur ; les plis latéraux sont légèrement épaissis. En déplissant l'anus, on découvre une ulcération et des végétations; l'ulcération siége au niveau du condylôme; elle est longue d'environ 2 centimètres, et large de près de 1 centimètre, l'anus étant déplissé; elle est très-superficielle et ne paraît pas dépasser l'épaisseur des téguments; les bords ne sont point décollés, déchiquetés; le fond est rosé et comme végétant. Les végétations occupent les parties latérales de cette ulcération et forment comme deux croissants transversalement placés au milieu de la région sphinctérienne; on n'en retrouve plus au delà de 3 à 4 centimètres de profondeur. Ces végétations sont assez petites et gris-rosé; leur base est entourée de petites érosions circulaires analogues aux ulcérations folliculaires. Il y a de la contracture, et la malade se plaint de souffrir pour aller à la selle, et de perdre du sang par le fondement.

Par les cautérisations, les plaques muqueuses disparaissent, mais les végétations persistent ainsi que la fissure, les ulcérations folliculaires et la douleur de la défécation.

La malade ne voulant accepter aucune intervention chirurgicale, sort de l'hôpital le 9 septembre.

OBS. XXXVI. — *Leucorrhée. — Plaques muqueuses vulvaires. — Végétations vulvaires et anales, avec ulcérations folliculaires et léger rétrécissement rectal.*

Gay... Anne, âgée de 24 ans, entrée le 4 juin 1868 à l'hôpital Lourcine, salle Sainte-Marie, n° 8, se dit malade depuis un an; elle avait, à cette époque, des boutons aux parties, boutons qui furent cautérisés avec la pierre infernale, et qui ne guérirent qu'au bout de deux mois. Depuis quinze jours, ses boutons sont revenus.

Examinée, nous lui trouvons des plaques muqueuses vulvaires et une pléiade ganglionnaire dans chaque aine ; elle a

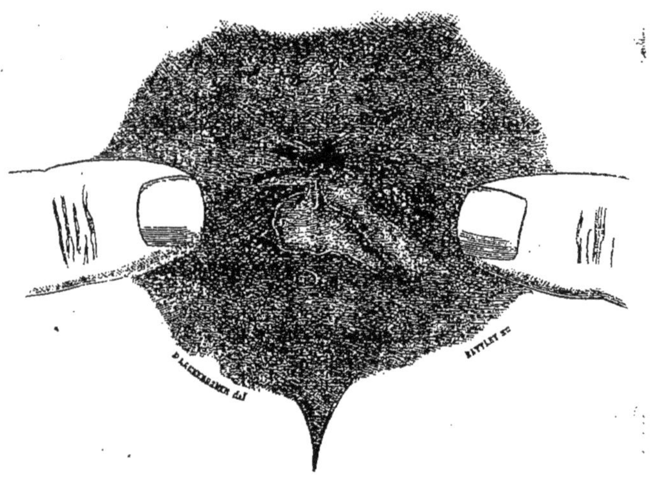

également des plaques muqueuses buccales. Le col utérin est sain ; la muqueuse vaginale est pâle et laisse suinter un liquide blanc ; de plus, il se présente de nombreuses petites végétations, lesquelles sont plus abondantes au niveau de la fourchette. La région anale est parsemée de végétations, les replis de l'anus sont, pour la plupart, plus volumineux qu'à l'état normal, et c'est principalement sur eux que siégent ces végétations. Parmi ces replis, l'un d'eux, dirigé en bas et à gauche, est plus volumineux que les autres; on dirait un véritable condylôme. A la base de quelques-unes de ces végétations, il existe de petites ulcérations ressemblant assez aux ul cérations folliculaires; elles varient de dimension entre une tête d'épingle et une lentille; elle sont comme taillées à l'emporte-pièce, à contours réguliers; le fond est d'un rouge assez vif; on en trouve également une ou deux qui ne correspondent pas à des végétations. Il n'existe pas d'ulcérations à l'extrémité du condylôme dont nous parlions plus haut. Le rectum est tapissé, comme le vagin, de végétations qui font sa surface rugueuse, diminuent son calibre et rendent les défécations pénibles. On n'y constate pas d'ulcération.

Les plaques muqueuses sont traitées par les cautérisations; la leucorrhée, par les tampons d'alun. Puis, les plaques muqueuses étant guéries, et la leucorrhée considérablement améliorée, les végétations les plus saillantes, vulvaires et vaginales, anales et rectales, sont excisées avec des ciseaux, et pansées avec de la charpie. Les petites ulcérations anales se cicatrisent spontanément; puis, la malade ne souffrant plus pour aller à la selle, quitte l'hôpital sans attendre sa complète guérison; il existait encore de nombreuses végétations sessiles commençantes, dans la partie inférieure du rectum en particulier.

4° Les *ulcères chroniques* que nous avons rencontrés à la période des accidents secondaires ne nous ont point paru différer de ceux que nous avions observés en dehors de toute manifestation syphilitique; de sorte que la vérole ne paraît point avoir d'influence sur eux en tant que maladie spécifique; mais, dans le mécanisme de leur production, elle agit probablement par les troubles de nutrition qu'elle détermine. Et, en effet, si on se rappelle ce que nous avons constaté à propos des ulcères chroniques sans syphilis, à savoir que, dans tous les cas, nous avions trouvé des hémorrhoïdes à l'anus, ce qui nous a conduits à regarder ces ulcères comme des ulcères variqueux; si, d'autre part, on remarque que dans les observations d'ulcères chroniques avec syphilis, les hémorrhoïdes sont moins fréquemment constatées, on conviendra que la chronicité qui était attribuée au trouble de nutrition locale engendré par les hémorrhoïdes, peut et doit ici rentrer sur le compte de la maladie diathésique, laquelle s'accompagne d'un trouble de nutrition général. Nous devons dire qu'il existe cependant une légère différence entre les ulcères chroniques sans syphilis et avec hémorrhoïdes, et ceux avec syphilis et sans hémorrhoïdes; c'est que les premiers sont, en général, plus difficiles et plus longs à guérir que les seconds; et cette légère différence, loin d'infirmer notre manière de voir, ne fait que l'affirmer ; car, avec elle, on s'explique parfaitement ce résultat : nous sommes impuissants devant les hémorrhoïdes, tandis que nous pouvons parfaitement venir à bout de l'anémie et des troubles de nutrition que détermine la syphilis.

Cela nous amène à recommander, à côté du traitement local déjà indiqué, le traitement tonique et antisyphilitique.

OBS. XXXVII. — *Plaques muqueuses vulvaires. — Fissure ulcéreuse.*

Dum... Louise, 18 ans, est entrée le 6 août 1868, à Lourcine, salle Saint-Louis, n. 27, pour se faire soigner de plaques muqueuses vulvaires et d'une fissure ulcéreuse à l'anus.

Les plaques, cautérisées avec la solution de nitrate d'argent (parties égales), sont guéries en deux semaines après deux cautérisations.

La fissure, traitée par les mêmes moyens, a été beaucoup plus rebelle, et la malade n'a pu sortir que le 6 octobre.

OBS. XXXVIII. — *Syphilis. — Vaginite. — Hémorrhoïdes. — Ulcération chronique de l'anus* (1).

Eud... Héloïse, âgée de 18 ans, entrée le 27 août 1868 à l'hôpital Lourcine, salle Saint-Louis, n° 14, a été précédemment atteinte de vaginite et de plaques muqueuses pour lesquelles elle est allée à l'hôpital Saint-Louis, où elle est restée trois semaines.

Aujourd'hui, elle nous arrive dans l'état suivant :

Syphilides papuleuses disséminées sur le tronc et les membres ; abcès de la glande vulvo-vaginale, vaginite. La lèvre antérieure du col utérin est ulcérée. La marge de l'anus est saine ; on y voit les cicatrices des plaques muqueuses guéries. Les plis de l'anus sont volumineux et légèrement variqueux.

(1) Voir planche I, figure 2.

A la partie postérieure de l'orifice anal est un condylôme ulcéré par sa face interne, et cette ulcération se continue dans le rectum; elle a la forme d'un triangle dont le sommet serait dirigé vers le bord supérieur du sphincter anal, et dont la base serait formée par le condylôme; elle mesure 3 centimètres de base et 2 centimètres de hauteur; les bords sont saillants, un peu taillés à pic, mais réguliers et non décollés; le fond présente quelques stries longitudinales, les unes rouges, les autres grisâtres, ayant de 2 à 5 millimètres de hauteur; ce fond laisse suinter un liquide séreux assez abondant : au toucher, on éprouve une légère constriction.

La malade, cependant, ne souffre que très-peu, aussi ne se prête-t-elle que fort mal au traitement; elle ne se laisse pas cautériser et met ses mèches très-irrégulièrement.

Le 21 *septembre*, la vaginite et l'abcès vulvaire étant guéris, la malade sort malgré nous; l'ulcération anale était peu modifiée; le fond, cependant, était moins grisâtre, plus rosé.

La sérosité de l'ulcération anale a été inoculée, et n'a donné aucun résultat.

OBS. XXXIX. — *Vaginite. — Plaques muqueuses. — Ulcère anal.*

Ler... Léonie, âgée de 33 ans, entrée le 5 mai 1868, à l'hôpital Lourcine, salle Saint-Louis, n° 5, a été prise, il y a un mois, d'un écoulement jaune avec douleurs en urinant et démangeaisons à la vulve. Elle avait vu son amant la veille et quinze jours avant.

Nous lui trouvons une vaginite et un abcès vulvo-vaginal du côté gauche.

L'abcès est ouvert, et des tampons d'alun sont placés dans le vagin.

12 *mai.* — L'abcès est guéri ; la vaginite s'améliore ; mais nous apercevons de nombreuses petites taches cuivrées lenticulaires sur le tronc, les membres et la vulve. Ces taches vulvaires, plus nombreuses que les autres, deviennent, de rosées et de sèches qu'elles étaient, quelque peu grisâtres et suintantes (19 mai). Nous nous apercevons aussi d'une ulcération avec condylôme à la partie postérieure de l'anus ; cette ulcération, qui est à bords taillés à pic, mais non décollés et à fond rouge, est de date ancienne.

La malade nous dit, en effet, souffrir du fondement depuis très-longtemps ; elle n'osait nous l'avouer.

Le 26 *mai*, les plaques muqueuses vulvaires qui ont été cautérisées sont cicatrisées. L'ulcération anale a résisté plus longtemps, et la malade ne sort guérie que le 9 *juillet.*

OBS. XL. — *Leucorrhée. — Syphilis. — Ulcération chronique de l'anus.*

Lev... Rosalie, âgée de 18 ans, entrée le 17 septembre 1868 à l'hôpital Lourcine, salle Saint-Louis, n° 6, a déjà fait plusieurs séjours à Lourcine. La première fois qu'elle y vint juillet 1867), ce fut pour se faire soigner d'une vaginite ;

on lui mettait des tampons d'alun deux fois par semaine, et cependant quand elle sortit après six mois de séjour, elle n'était pas complétement guérie ; il lui était venu, de plus, des végétations à la vulve, qui furent coupées et brûlées quelque temps avant son départ.

Depuis, elle est rentrée deux fois (janvier et mars 1868), les deux fois avec une vaginite et de nouvelles végétations, et les deux fois elle sortit débarrassée de ses végétations, mais gardant encore de la leucorrhée.

Cette fois, elle nous revient dans l'état suivant :

Syphilides papulo-squammeuses disséminées sur le corps, ganglion mastoïdien, mal de gorge et plaques muqueuses à la vulve et à l'anus ; à la fourchette, cicatrice qui pourrait bien être celle d'un chancre ; muqueuse vaginale pâle, écoulement blanc et séreux ; sur les deux lèvres du col, petites plaques saillantes plus blanches que le tissu utérin ; ulcération anale à bords taillés à pic, à fond gris rosé.

Elle nous raconte qu'elle souffre de l'anus depuis longtemps, qu'il lui est venu un chancre à la fourchette il y a trois mois, qu'à quelque temps de là, elle a éprouvé une fatigue générale par tout le corps, si bien qu'elle croyait faire une maladie. C'est alors qu'elle s'est aperçue de grosseurs dans l'aine ; quant aux taches, elles n'existent que depuis quinze jours, ainsi que les croûtes dans les cheveux ; le mal de gorge depuis huit jours seulement.

Tampons, mèches, sirop mercuriel, cautérisations.

Le 11 *novembre*, elle sort guérie de l'ulcération anale, mais seulement améliorée de sa leucorrhée et de ses syphilides.

OBS. XLI. — *Plaques muqueuses anales. — Fissures et ulcère chronique de l'anus.*

Schu... Christine, âgé de 23 ans, entrée le 6 août 1868, à Lourcine, salle Sainte-Marie, n° 5, s'est aperçue, il y a cinq mois environ, d'un bouton qui lui était venu à la matrice. Quinze jours après, elle était prise d'une courbature générale; il lui venait ensuite des taches sur le corps et des boutons à l'anus, et c'est peu après qu'elle a commencé à souffrir du fondement. Ajoutons qu'il y a un mois elle est accouchée d'un enfant mort-né. Elle nous raconte que lorsqu'elle est tombée malade, son amant avait des plaques muqueuses sur les côtés des bourses, et que, quelque temps avant, il avait essayé plusieurs fois des rapports contre nature, lesquels n'avaient pas été consommés. Quand elle commença à souffrir de l'anus, elle était extrêmement constipée depuis quelque temps, et même elle perdait du sang en allant à la selle. Enfin, elle a beaucoup plus souffert depuis sa couche.

Le col et le vagin sont sains; la vulve présente des rougeurs érythémateuses sur les deux lèvres; les deux aines sont le siége de pléiades ganglionnaires. Toute la région anale est garnie de larges plaques muqueuses qui se continuent les unes avec les autres, et s'étendent jusqu'à l'orifice rectal; là on découvre, entre les plis de la région, plusieurs fissures, et par le toucher rectal on trouve deux ulcérations situées, l'une sur la paroi antérieure, et l'autre sur la paroi postérieure; en haut, elles ne dépassent pas le sphincter; en bas, elles se terminent par un petit condylôme; elles sont de forme allongée; les bords sont taillés à pic, non décollés; le fond est rouge vers le bord, un peu grisâtre au centre.

Cautérisations à la solution de nitrate d'argent, sirop de Gibert.

Le 30 *août*, les plaques muqueuses sont cicatrisées, il ne reste plus à leur place qu'une surface rouge; les fissures ont disparu, les ulcérations anales se cicatrisent lentement.

Le 29 *septembre*, elles ne sont pas encore guéries, mais la malade ne souffre plus pour aller à la selle.

Enfin, le 21 *octobre*, la malade sort de l'hôpital; à la place des ulcérations, il existe une surface rose opaline; les condylômes ont disparu; on ne voit plus que les traces des plaques muqueuses. La guérison est complète.

5° Les *chancres mous de l'anus*, que l'on rencontre avec la syphilis, peuvent naître en même temps qu'elle, et même dans le même lieu; mais comme l'incubation du chancre mou est peu longue, tandis que celle de la syphilis l'est beaucoup plus, on voit apparaître celle-ci un certain temps après celui-là. Le chancre mou a-t-il alors des caractères spéciaux qui permettent de faire supposer l'invasion syphilitique? Nous ne saurions l'affirmer.

Nous ne savons pas non plus si un chancre mou développé avant l'infection syphilitique est modifié par l'arrivée de cette maladie. Il faudrait, pour pouvoir répondre, avoir observé des cas simples et précis, ce que nous n'avons pas eu le bonheur de rencontrer. La plupart du temps, les malades nous arrivaient à Lourcine portant à la fois un chancre mou et des plaques muqueuses.

Quoi qu'il en soit, ces chancres mous coïncidant avec la syphilis, nous ont paru différer très-peu, quant aux caractères physiques et fonctionnels, de ceux que nous observions en même temps sur des sujets non diathésiques. La principale différence avait trait à la marche, qui nous a paru être quelque peu chronique, ce qui est en rapport avec ce que nous disions plus haut; et s'il existait simultanément des hémorrhoïdes, la chronicité atteignait son maximum.

Ajoutons que c'est dans ces cas de chancres mous avec syphilis que les rétrécissements dits syphilitiques du rectum ont le plus de tendance à se produire. Nous reviendrons spécialement sur ce sujet dans la seconde partie de ce travail.

Quant au traitement, il doit être surtout local; mais si l'on veut guérir promptement, il ne faut pas non plus oublier le traitement général antisyphilitique, alors même qu'il n'existerait pas de manifestations actuelles.

OBS. XLII. — *Plaques muqueuses anales. — Ulcération chancreuse de l'anus.*

Dupr... Marie, âgée de 39 ans, entrée à l'hôpital Lourcine, salle Saint-Louis, n° 6, le 7 mai 1868, est tombée malade en novembre 1867. Elle nous raconte qu'elle a un mari débauché qui, en un jour d'ivresse, la força à subir un rapprochement contre nature; elle ressentit alors une vive douleur et perdit un peu de sang; elle était déchirée, dit-elle; et, depuis, elle continua à souffrir de l'anus, surtout pour aller à la selle; bientôt après, elle commença à perdre par le fondement. En décembre, il lui survint une courbature générale, et des boutons apparurent à l'anus; puis, en janvier, il lui en vint à la bouche; des croûtes se montrèrent dans les cheveux, des grosseurs au cou, et elle commença à souffrir de la gorge.

Le 21 *janvier,* elle entra à Cochin, service de M. le docteur Lefort; là, elle fut cautérisée et prit une liqueur dont elle ne sait pas le nom.

Le 1er février, elle sortit de l'hôpital sur sa demande; elle y rentra le 8, et fut encore obligée d'en sortir avant d'être complétement guérie.

Pendant quelque temps, elle continua à suivre encore les consultations de l'hôpital Cochin; enfin, ne se sentant pas mieux, elle se décida à entrer à l'hôpital Lourcine; et voici ce que nous constatons :

A la face interne de la grande lèvre gauche et touchant le clitoris, est une érosion ayant la forme et la dimension d'une pièce de 1 fr., de couleur rouge et de consistance un peu résistante. Dans les deux aines, pléiades ganglionnaires. Le vagin paraît normal; le col utérin est rouge et légèrement saignant, et laisse sortir par son orifice un peu de muco-pus. A l'anus, il existe des plaques muqueuses siégeant sur les plis radiés légèrement hypertrophiés. Puis, en déplissant la région, on voit une ulcération à bords taillés à pic, à fond grisâtre et se prolongeant dans le rectum jusqu'au niveau du bord supérieur du sphincter anal. Par le toucher, il semble exister une petite ulcération en un point plus élevé. Cet examen est très-douloureux; la malade est, du reste, extrêmement impressionnable.

Traitement mercuriel, cautérisations au nitrate d'argent et mèches.

Le 19 *mai*, l'érosion vulvaire est devenue rosée et opaline. Les plaques muqueuses anales sont peu modifiées; l'ulcération anale est améliorée; le fond est devenu d'un rouge vif, et les douleurs sont moins vives.

Le 26 *mai*, l'érosion vulvaire est guérie; les plaques muqueuses se dessèchent, l'ulcération anale se cicatrise; les bords sont moins saillants, et les parties du fond qui avoisinent ces bords ont pris une teinte opaline.

Le 8 *juin*, l'ulcération anale est presque complétement guérie; il ne reste plus que la partie la plus profonde qui n'est pas encore cicatrisée. La malade ne souffre plus et veut sortir.

Nous la gardons jusqu'au 9 juillet, et, cette fois, la guérison est complète.

Le 3 *septembre*, la malade revient nous voir à la consultation pour se faire traiter de plaques muqueuses buccales. Rien n'est revenu à la vulve. La guérison s'est parfaitement maintenue à l'anus.

OBS. XLIII. — *Chancre anal.* — *Syphilis antérieure.*

Dupu... Louise, âgée de 21 ans, est entrée une première ois à Lourcine, salle Saint-Louis, n° 3, le 14 février 1868, pour se faire traiter d'une vaginite et de plaques muqueuses, affections qui disparurent rapidement.

Le 24 septembre, elle revient salle Saint-Ferdinand, n° 1, et cette fois pour un mal à l'anus.

Elle nous raconte qu'il lui est venu, il y a un mois, un gros bouton à la fourchette, bouton qui s'est ouvert, et auquel ont succédé un grand nombre d'autres aux lèvres et à la partie interne du haut des cuisses.

Le médecin qui la vit la traita par les cautérisations et la guérit. Cependant, elle conserva une douleur dans le fondement, qui alla sans cesse en s'aggravant, et elle s'aperçut qu'elle perdait par cette voie des matières muco-purulentes.

Nous constatons aujourd'hui des cicatrices à la fourchette; et à l'anus, un volumineux condylôme et une ulcération ayant ous les caractères des chancres mous. L'inoculation donne, en effet, des résultats positifs.

La malade est d'abord traitée par les cautérisations au nirate d'argent, et avec succès; mais la douleur étant trop forte, on fait appliquer seulement des mèches avec la pommade au ratanhia et à la belladone. Les douleurs disparaissent peu à peu, et l'ulcération continue sa marche heureuse. Un condylôme interne siégeant au niveau du bord sudérieur du sphincter, à l'extrémité supérieure de l'ulcération, et qui faisait souffrir la malade lorsqu'elle allait à la selle, est enlevé avec l'écraseur.

La malade ne souffrant plus, quitte l'hôpital avant d'être complétement guérie. A la place de l'ulcération, il n'existait plus qu'une fissure à moitié cicatrisée.

OBS. XLIV. — *Plaques muqueuses vulvaires.— Chancre mou de la fourchette. — Ulcération chancreuse de l'anus.*

Fran... Ernestine, âgée de 29 ans, est entrée le 9 avril 1868 à l'hôpital Lourcine, salle Sainte-Marie, n° 12. Elle a eu, il y a sept mois, une vaginite pour laquelle elle est restée près de deux mois à l'hôpital Lourcine; elle en était sortie parfaitement guérie, n'ayant plus que quelques flueurs blanches, comme avant de tomber malade. Mais elle revoit son ancien amant, lequel est encore malade; son écoulement revient, et des boutons apparaissent à la vulve.

Nous lui trouvons, en effet, outre une vaginite intense, des plaques muqueuses aux grandes lèvres, des pléiades ganglionnaires de chaque côté, un chancre mou de la fourchette, et à l'anus un condylôme et une ulcération. Cette ulcération est allongée, à bords taillés à pic, à fond grisâtre, mou et suppurant.

11 *mai.* — Les plaques muqueuses vulvaires et le chancre de la fourchette, traités par les cautérisations, sont guéris. L'ulcération persiste avec tous ses caractères; elle n'avait pas été cautérisée; on s'est contenté de faire appliquer des

mèches et d'ordonner des lavements. La guérison marche lentement, et la malade ne sort que le 16 *août.* La muqueuse anale est d'une teinte rouge violacée, et non pas rose et opaline, là où siégeait l'ulcération. Le canal est parfaitement souple; il n'y a ni rétrécissement ni contracture.

OBS. XLV. —*Plaques muqueuses.— Ulcération du col utérin. — Ulcération chancreuse de l'anus.*

Gag... Julie, âgée de 34 ans, entrée le 13 mai 1868 à l'hôpital Lourcine, salle Saint-Louis, nº 1, est malade depuis trois semaines; il lui est venu alors des boutons à la vulve, et en même temps une grande courbature; enfin, depuis huit jours, elle souffre pour aller à la selle; elle nie tout rapport antiphysique.

Or, voici ce que nous constatons :

Le col utérin présente une ulcération à son orifice; il n'est pas hypertrophié. Le vagin est parfaitement sain. A la vulve sont de petites surfaces lenticulaires rosées, que nous supposons être des plaques muqueuses au début. A la marge de l'anus, on trouve des plaques muqueuses en assez grande quantité; et, à l'orifice, existe une ulcération peu étendue, d'aspect chancreux, que nous n'avons pas inoculée.

29 *mai.* — Les plaques muqueuses analeset vulvaires sont parfaitement guéries, grâce aux cautérisations; à leur place, il ne reste plus qu'une surface opaline teintée en rose. L'ulcération anale se cicatrise.

Depuis quelques jours est apparue sur le tronc et les membres une éruption confluente de syphilides lenticulaires; les cheveux commencent à tomber.

2 *juin*. — L'ulcération anale est guérie; celle du col ne l'est pas complétement.

23 *juin*. — La guérison de l'ulcération du col est complète. Les syphilides persistent et la malade ne sort que le 3 *juillet*.

OBS. XLVI. — *Syphilis.* — *Chancres mous vulvaires.* — *Chancre mou de l'anus suivi de rétrécissement.*

Grand... Marianne, âgée de 22 ans, entrée le 13 août 1868 à l'hôpital Lourcine, salle Saint-Louis, n° 29, a déjà fait un séjour à l'hôpital pour se faire soigner d'une vaginite.

Elle nous revient cette fois avec un chancre mou à la fourchette et un autre à la partie inférieure de la grande lèvre droite; de plus, elle porte à l'anus deux volumineux condylômes : l'un, antérieur et situé sur la ligne médiane, mesure 1 centimètre de hauteur et 2 de longueur; il n'est pas ulcéré. L'autre, postérieur, également situé sur la ligne médiane, est long de près de 4 centimètres; en arrière, il se perd sur les téguments; en avant, on voit, en déplissant l'anus, qu'il est ulcéré. Cette ulcération se prolonge dans le rectum jusqu'au niveau du bord supérieur du sphincter; et là, elle s'étend à droite et à gauche; de sorte que, n'ayant que 1/2 centimètre de largeur à la marge de l'anus, elle occupe en haut la majeure partie du pourtour du canal rectal; les bords en sont décollés et taillés à pic; le fond est grisâtre; dans sa partie inférieure, il présente des stries longitudinales, rouges ou rosées, avec des parties jaunâtres dans leur intervalle ; dans la portion supérieure, il existe des mamelons rouges se détachant sur le fond gris jaunâtre ; un de ces mamelons, plus développé, est comme pédiculé. Cette ulcération saigne facilement ; du reste, toute la région

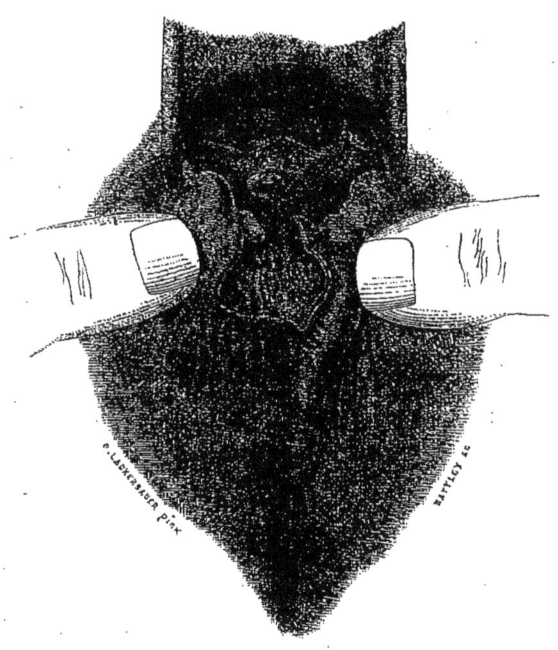

anale est congestionnée, comme variqueuse. Enfin, il existe un écoulement de muco-pus s'accompagnant parfois de ténesme ; les selles sont pénibles et sanguinolentes ; le sphincter est contracturé.

De plus, la malade présente, sur la poitrine principale-

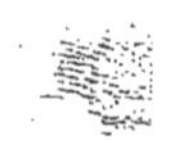

ment, de petites taches cuivrées, des croûtes dans le cuir chevelu, et de l'alopécie.

Au dire de la malade, les chancres vulvaires sont apparus il y a un mois environ, quatre jours après un coït suspect. Comme traitement, on l'a fait se cautériser avec une pierre bleue. Elle souffrait de l'anus avant l'apparition des chancres, mais ce n'était que peu de chose; la douleur n'est devenue ce qu'elle est, et les pertes ne sont apparues que depuis la venue de ces chancres. Elle assure n'avoir jamais subi de rapports contre nature; mais elle était très-constipée au moment où elle est tombée malade, et c'est à cela qu'elle attribuait ses premières douleurs anales. Elle s'est traitée avec une pommade camphrée.

Les chancres mous sont cautérisés avec la solution au nitrate d'argent, au dixième; des mèches anales et des lavements sont ordonnés. L'ulcération anale est inoculée.

1er *septembre.* — L'inoculation a donné un résultat positif. Les chancres mous vulvaires sont en voie de guérison, tandis que celui de l'anus n'a pas changé d'aspect, et la douleur qu'il occasionne est devenue insupportable.

Pour remédier à cette douleur, M. Péan, après avoir endormi la malade, pratique la dilatation anale, afin de combattre la contracture, cause probable de la douleur : le tissus cèdent facilement et donnent lieu à un léger écoulement de sang; on panse avec une mèche enduite de cérat.

15 *septembre.* — La malade ne souffre presque plus. Cepen-

dant, les selles sont encore pénibles quand les matières sont dures. — Rhubarbe aux repas.

29 *septembre.* — Les selles sont devenues presque aussi douloureuses qu'autrefois ; l'aspect du chancre a peu changé, le doigt pénètre difficilement dans le rectum ; il y a de la contracture et, en arrière, au niveau du bord supérieur du sphincter et au-dessus de l'ulcération, existe une surface saillante, irrégulière, mamelonnée. On ordonne des mèches enduites de pommade à l'extrait de ratanhia et de belladone. Des plaques muqueuses étant apparues à la face interne de la lèvre supérieure, on les cautérise. Sous l'influence de ce traitement, la douleur et la contraction ont disparu ; l'ulcération est devenue d'un rouge vif; elle n'est plus inoculable ; la saillie mamelonnée persiste toujours.

27 *octobre.* — Depuis quelque temps, la malade a recommencé à souffrir pour aller à la selle ; il n'y a plus de contracture ; mais là où était la saillie irrégulière, il existe un véritable rétrécissement formé comme par deux brides résistantes situées l'une au-dessous de l'autre ; l'ulcération ne se cicatrise que lentement.

Une nouvelle dilatation (demandée par la malade) est pratiquée, et cette fois encore elle est suivie d'un grand soulagement.

28 *décembre.* — La malade ne souffrant plus, et allant parfaitement à la selle, sort de l'hôpital. L'ulcération est cicatrisée en partie ; le rectum est parfaitement souple dans ses 3/4 antérieurs, mais son 1/4 postérieur présente encore

une partie mamelonnée, résistante, douloureuse à la pression ; au-dessous de ces mamelons sont des parties déprimées en forme de fistules borgnes, et il existe toujours un léger écoulement muco-purulent.

OBS. XLVII. — *Vaginite. — Plaques muqueuses ulcérées à la vulve. — Ulcération chancreuse de l'anus.*

Gue... Annette, âgée de 28 ans, entrée le 16 avril 1868 à l'hôpital Lourcine, salle Saint-Louis, n° 37, est tombée malade une première fois il y a deux ans ; il lui était venu un écoulement jaune avec chaudepisse, puis des boutons à la vulve qui furent guéris en ville en huit jours ; on la brûlait avec une eau ; elle s'appliquait une pommade et prenait des pilules. L'année dernière, les boutons sont revenus ; elle est entrée à Lourcine, où on diagnostiqua des plaques muqueuses ; elles furent cautérisées et guéries en quinze jours.

Cette fois, elle est malade depuis trois semaines ; elle a une blennorrhagie intense et des plaques muqueuses ulcérées à la vulve ; de plus elle a, en arrière de la marge de l'anus, une ulcération d'apparence chancreuse.

Tampons d'alun ; cautérisation des plaques muqueuses et de l'ulcération.

Le 27 mai, la malade sort parfaitement guérie.

OBS. XLVIII. — *Syphilis. — Chancre mou de la fourchette et de l'anus.*

Lagl... Marie, âgée de 25 ans, entrée le 3 septembre 1868 à Lourcine, salle Saint-Louis, n° 22, s'est aperçue, il y a quatre mois, qu'il lui venait des taches sur la poitrine et les cuisses, et quelque temps après un bouton à la vulve. Enfin, il y a deux mois, un chancre (à ce qu'on lui a dit) est apparu à la fourchette, et quinze jours après elle commençait à souffrir de l'anus; elle était alors très-constipée ; elle assure n'avoir pas subi de rapprochement contre nature ; elle avait, du reste, quitté son amant dès qu'elle s'était aperçue de son chancre. Elle assure qu'il est allé à l'hôpital du Midi.

Actuellement, elle nous présente à la lèvre gauche une large plaque muqueuse tuberculeuse; c'est là le bouton qui est apparu il y a quatre mois ; à la fourchette, trois ulcérations à bords irréguliers, décollés, taillés à pic, à fond grisâtre et suintant; ce sont bien évidemment des chancres mous. Le col et le vagin sont sains. A l'anus, deux ulcérations chancreuses, l'une antérieure, l'autre postérieure, remontant toutes deux dans le rectum. A la base de l'ulcération postérieure est un condylôme en partie détruit par l'ulcération ; il n'en existe plus à l'ulcération antérieure. Dans les aines, pléiades ganglionnaires et bubon ; sur la peau des membres, surtout, quelques syphilides papuleuses rares et disséminées, et à la bouche des plaques muqueuses.

Les deux ulcérations anales sont inoculées à chacune des

cuisses, et donnent lieu à des chancres mous (1 *septembre*).

Les chancres de la fourchette et de l'anus sont cautérisés avec la solution de nitrate d'argent; des mèches enduites de pommade au ratanhia et à la belladone sont placées journellement. Le traitement mercuriel est administré. Sous l'influence de ce traitement, les ulcérations se sont cicatrisées rapidement, et la malade sort le 28 *octobre*, parfaitement guérie et sans rétrécissement.

OBS. XLIX. — *Vaginite. — Plaques muqueuses vulvaires et anales. — Ulcération chancreuse du col et de l'anus.*

Lerou... Octavie, âgée de 34 ans, entrée le 23 avril 1868 à l'hôpital Lourcine, salle Sainte-Marie, n° 18, a été prise, il y a six semaines, d'un écoulement jaune vert, de douleurs en urinant, et de démangeaisons à la vulve. Elle avait eu, six jours avant, un dernier rapport avec son amant, qu'elle a su depuis être allé au Midi.

Cette malade nous présente des plaques muqueuses vulvaires et anales, de l'anénopathie bi-inguinale, de la vaginite, de l'uréthrite, une ulcération du col et une ulcération anale. L'ulcération du col siége sur la lèvre antérieure; elle est de forme circulaire, à fond déprimé et bords légèrement saillants; elle a les dimensions d'une pièce de 50 centimes, et est de couleur gris rosé. L'ulcération anale occupe la partie droite et postérieure de l'orifice anal, et présente tous les caractères des chancres mous de l'anus; une plaque muqueuse voisine de cette ulcération est ulcérée.

Les plaques muqueuses et les ulcérations sont cautérisées ; des mèches sont placées dans le rectum et des tampons d'alun dans le vagin.

La vaginite se guérit ; l'écoulement devient pâle (11 mai), puis cesse complétement (17 mai). Les plaques muqueuses se cicatrisent, les vulvaires d'abord (17 mai), les anales plus tard, surtout celle qui était ulcérée et qui se trouvait au voisinage de l'ulcération anale. L'ulcération du col a également demandé un certain temps ; celle de l'anus s'est d'abord transformée en ulcération simple (25 mai) ; mais la guérison complète n'a été obtenue que bien plus tard, et la malade n'a pu sortir que le 5 juillet.

OBS. L. — *Chancres mous de la vulve. — Ulcération chancreuse de l'anus. — Syphilis. — Léger rétrécissement consécutif.*

Mér... Léonie, âgée de 20 ans, entrée le 6 mai 1868 à l'hôpital Lourcine, salle Saint-Louis, n° 32, souffre depuis trois semaines pour aller à la selle ; quelque temps avant, elle avait subi à deux reprises différentes des rapprochements contre nature ; puis, il y a quatre ou cinq jours, elle s'est aperçue qu'il lui venait des boutons aux grandes lèvres. Elle n'a subi aucun traitement.

Les grandes lèvres sont volumineuses, dures, parsemées de pustules, dont quelques-unes, les plus élevées, sont ulcérées, à fond grisâtre, à bords taillés à pic ; plusieurs sont recouvertes d'une croûte. Les ganglions inguinaux sont pris des deux côtés. Au niveau du méat, on voit un paquet de végétations; il en existe également plusieurs petites au périnée, en avant de l'anus. A la fourchette on découvre, en écartant les lèvres, un chancre ayant tous les caractères du chancre mou. L'anus présente plusieurs tumeurs hémorrhoïdaires, et deux condylômes, l'un en avant, l'autre en arrière de l'orifice; ce dernier, beaucoup plus volumineux, porte sur sa face anale une ulcération à fond grisâtre et suintant, à bords déchiquetés; cette ulcération ne remonte pas dans le rectum. Quant au condylôme antérieur, il semble avoir été détruit en majeure partie par une ulcération qui se prolonge dans le rectum, jusque vers le milieu de la région sphinctérienne, c'est-à-dire à près de 1 centimètre 1/2. Le toucher rectal est très-douloureux; les selles sont également très-pénibles, et la malade perd un peu de muco-pus par le fondement.

Ayant inoculé le pus de chacune des deux ulcérations anales sur les cuisses de la malade, nous obtenons deux chancres mous.

Les pustules vulvaires, les chancres de la fourchette et de l'anus sont cautérisés une fois toutes les semaines avec la solution de nitrate d'argent; des mèches anales sont appliquées tous les jours.

Sous l'influence de ce traitement, les chancres de la fourchette et de l'anus s'améliorent considérablement, tandis que les pustules vulvaires font peu de progrès; quelques-unes seulement sont en voie de guérison; il semble que ce soit celles qui étaient ulcérées et dépourvues de croûtes.

16 *août*. — Depuis près d'un mois, des syphilides ont apparu sur le corps, des croûtes dans les cheveux, et des plaques muqueuses sur les amygdales. Un traitement mercuriel est donné.

Les pustules vulvaires qu'on a continué à cautériser sont presque totalement guéries; le chancre de la fourchette est cicatrisé; les condylômes ont en majeure partie disparu; mais les ulcérations anales, tout en ayant perdu depuis longtemps leurs caractères chancreux, persistent encore; il faut dire que dans ces derniers temps elles n'ont pas été cautérisées, des mèches seules ont été appliquées. Par le toucher, on perçoit une certaine contracture du sphincter, et au niveau de la partie moyenne de cette portion, là où se termine l'ulcération antérieure, le doigt rencontre une petite bride qui rétrécit un peu le canal. La malade souffre pour aller à la selle.

Le rectum est dilaté avec les doigts, au niveau de la bride qui cède; les cautérisations sont reprises, les mèches continuées.

15 *septembre*. — Les ulcérations ont une teinte opaline et sont presque complétement cicatrisées; la malade va très-facilement à la selle et ne perd plus par le fondement.

18 *novembre*. — La malade sort guérie; cependant les syphilides n'étaient pas complétement éteintes; la malade avait négligé beaucoup son traitement mercuriel.

OBS. LI. — *Syphilis antérieure. — Chancre mou de la fourchette. — Ulcération chancreuse de l'anus et rétrécissement rectal* (1).

Sim... Berthe, âgée de 20 ans, entrée le 23 avril 1868 à l'hôpital Lourcine, salle Sainte-Marie, n° 15, a été atteinte, il y a près de deux ans, d'une vaginite et de boutons à la vulve ; elle se fit soigner à l'hospice Rothschild, où elle resta sept mois ; on lui fit prendre de la salsepareille et des pilules de mercure, et on la cautérisait. C'est à partir de cette époque qu'elle a commencé à souffrir de l'anus.

Dans le mois de janvier 1868, elle entra à Lourcine, dans le service de M. Liégeois ; sa vaginite et des plaques muqueuses étaient revenues ; elle sortit au bout de six semaines guérie de sa vaginite et de ses plaques muqueuses, mais souffrant toujours du fondement.

Deux mois après sa sortie, il lui vint un chancre et un bubon ; et, le 3 août, elle entra à Lourcine, chez M. Desprès. Là, on lui trouva un chancre phagédénique du rectum, que l'on cautérisa avec la solution de chlorure de zinc, et on lui fit mettre des mèches enduites d'une pommade dont elle ne sait pas le nom. Au bout de trois mois, elle sortit de l'hôpital non complétement guérie de son chancre vulvaire, mais souffrant encore de l'anus, beaucoup moins cependant qu'à son entrée.

(1) Voir planche IV.

Elle continua d'aller pendant quelque temps aux consultations de l'hôpital, puis elle cessa.

Enfin, depuis quinze jours elle souffre en urinant et perd en jaune; de plus, il lui est venu, il y a huit jours, un bouton à la fourchette.

Nous lui trouvons, en effet, une vaginite et une uréthrite, un chancre mou de la fourchette avec un bubon dans chaque aine, et, à l'anus, un volumineux condylôme, ou plutôt plusieurs condylômes réunis en un seul et occupant toute la partie antérieure et latérale droite de la marge de l'anus; sur ce condylôme on voit quelques dilatations variqueuses; les autres plis de l'anus sont très-volumineux. En les écartant, on découvre deux larges ulcérations, l'une antérieure, l'autre postérieure; celle-ci semble avoir détruit la partie du condylôme qui devait lui correspondre, tandis que l'autre a simplement rougi la face anale de la tumeur condylomateuse. De là, les deux ulcérations s'étendent dans le rectum jusque vers le bord supérieur du sphincter anal, c'est-à-dire à 3 centimètres environ de la marge de l'anus; dans la portion la plus élevée, elles sont plus larges, et se rejoignent presque, du côté droit surtout; en profondeur, elles semblent avoir détruit, en certains points, la muqueuse dans toute son épaisseur; car on voit à ces points les fibres du sphincter. Les bords de ces ulcérations sont irréguliers, taillés à pic, décollés en certains points. Le fond est rouge ou rosé, en d'autres parties, grisâtre. Si on essaye d'introduire le doigt au delà de l'ulcération, on arrive aussitôt sur une partie rétrécie, mamelonnée, dans laquelle le doigt ne pénètre que très-difficilement. Cet examen est excessivement douloureux, et on ne peut déterminer la hauteur du rétrécissement; en retirant le doigt, il s'écoule à sa suite une certaine quantité de matière muco-purulente. A l'aide du spéculum de Sims, on peut voir, outre les deux ulcérations précédemment décrites, la partie inférieure du rétrécissement qui se présente sous l'aspect d'une masse mamelonnée d'un rouge plus vif, avec quelques parties plus blanches, presque cicatricielles; il ne semble pas y avoir d'ulcération à proprement parler, mais plutôt une surface exulcérée et bourgeonnante. Comme symptômes fonctionnels, la malade éprouve de vives douleurs pour aller à la selle; ses matières sont effilées, striées de muco-pus et de sang; elle est sujette à des alternatives de diarrhée et de constipation; elle perd sans cesse du pus par le fondement. Malgré tout, sa santé générale s'est maintenue excellente.

Ajoutons enfin qu'on lui trouve sur le tronc, principalement, des taches d'un rouge cuivré, indices de sa syphilis antérieure.

La vaginite est traitée par les tampons d'alun; les bubons par les vésicatoires répétés; le chancre de la fourchette et les ulcérations anales par les cautérisations à la solution de nitrate d'argent. Sous l'influence de ce traitement, l'écoulement vaginal se modifie, les bubons se résolvent; le chancre vulvaire perd ses caractères et se convertit bientôt en une ulcération simple; l'ulcération anale perd également l'aspect grisâtre qu'elle avait en certains points, et semble tendre vers la cicatrisation.

Le 5 mai, la malade étant chloroformée, on explore de nouveau le rétrécissement avec le doigt et le spéculum; il paraît avoir plusieurs centimètres de haut et le même aspect dans les différents points de sa hauteur. M. Péan pratique en même temps la dilatation forcée en se servant des doigts et du spéculum de Sims. Les tissus offrent une certaine résistance, et il s'écoule un peu de sang. Comme pansement, on applique une mèche enduite de cérat, laquelle est ensuite renouvelée chaque jour.

La malade éprouve dans la journée quelque douleur; mais cette douleur disparaît et fait bientôt place à un mieux sensible; elle souffre beaucoup moins pour aller à la selle; elle supporte plus facilement et sans se plaindre l'introduction du doigt et des mèches, dont on augmente le volume chaque jour.

Le 30 juin, le traitement ayant été négligé, l'amélioration s'arrêta, et la malade quitta l'hôpital; elle était alors parfaitement guérie de sa vaginite, de son chancre vulvaire et de ses bubons; quant à l'ulcération anale, sa surface était rosée et paraissait en bonne voie de cicatrisation; les condylômes avaient presque totalement disparu, et le rétrécissement, quoique étant resté stationnaire depuis quelque temps, était considérablement amélioré, et la malade allait beaucoup mieux à la selle.

3. *Ulcérations tertiaires.*

La syphilis tertiaire est rare à Lourcine, et nous n'avons pas eu l'occasion d'observer à la région anale de ces syphilides tardives circonscrites et profondes, désignées sous le nom générique de *lupus syphilitique*. Il est à présumer qu'elles ont là les caractères qu'elles ont partout ailleurs : fond grisâtre, comme recouvert d'une pseudo-membrane; bords plus ou moins élevés, taillés à pic; suppuration assez abondante; cicatrices déprimées, non vascularisées, brunes d'abord, puis blanches et lisses ensuite.

Nous en dirons autant sur les ulcérations, suites de syphilides gommeuses (hydrosadénites syphilitiques de Bazin), que l'on saura reconnaître aux signes suivants : au début, petites tumeurs mobiles, arrondies, dures, indolentes, s'immobilisant en augmentant de volume et en se ramollissant; puis, ulcérations fistuleuses taillées comme à l'emporte-pièce, laissant écouler un pus sanieux très-plastique; enfin, guérison avec cicatrice nummulaire fortement déprimée, lisse et blanchâtre.

Nous verrons plus loin à quels caractères on pourrait distinguer la première de ces deux affections du lupus scrofuleux, et la seconde, de l'hydrosadénite scrofuleuse.

Au moment de mettre sous presse, M. le docteur Just Lucas-Championnière a l'obligeance de nous communiquer une observation de « maladie syphilitique du rectum, » extraite du *The British medical journal* (12 février 1870), et recueillie à la clinique de M. Paget. En voici le résumé :

OBS. LII. — Il s'agit d'une femme misérable, épuisée, ayant de l'incontinence des matières fécales et de l'écoulement muqueux par l'anus. Il n'y avait pas d'antécédents syphilitiques certains, mais elle portait, sur les grandes lèvres et au pourtour de l'orifice vaginal, des cicatrices analogues à celles que laissent après elles les ulcérations syphilitiques tertiaires. Au pourtour de l'anus existaient, non pas des végétations ou des condylômes, mais des *productions cutanées, molles, humides*, s'appliquant l'une sur l'autre. L'anus est ulcéré, et il existe un rétrécissement du rectum à une profondeur de 1 pouce 1/2 environ ; les parois de ce canal sont *épaissies et indurées*, et la muqueuse est ulcérée. Il y avait enfin des signes de tuberculose en voie de guérison, au sommet de l'un des poumons. Cette femme affaiblie ne tarda pas à succomber.

A l'autopsie on trouva, entre les lésions reconnues pendant la vie, des *ulcérations* occupant le rectum, s'étendant dans l'S iliaque, le côlon, et environ dans les six derniers pouces de l'iléon. Les ulcérations les plus élevées sont de forme circulaire ou ovale, à bords nets, non dentelés, non surélevés, reposant sur le tissu sous-muqueux, et présentant une base molle au toucher ; dans l'S iliaque et dans le rectum, l'aspect des ulcères était assez confus, comme s'il résultait de la réunion de plusieurs petites ulcérations.

M. Paget fait remarquer que ces lésions n'ont pas les caractères du cancer, que ce ne sont pas non plus des ulcérations tuberculeuses, parce qu'il n'existe pas de dépôt de tubercules à la base des ulcères, ni dans les ganglions mésentériques; il les compare aux syphilides tertiaires ulcérées, et il les regarde comme de même nature.

Un point de doute cependant. En effet, chez cette femme, il n'y avait pas d'antécédents syphilitiques certains, et les cicatrices vulvaires qu'elle présentait peuvent parfaitement être attribuées à des chancres mous multiples; que si l'on compare ces lésions à certaines formes d'esthiomène décrites par M. Huguier, on trouvera de grands points de ressemblance. Au pourtour de l'anus, productions molles et humides, induration et épaississement du rectum, ulcérations multiples du gros intestin. Mais, comme nous le discuterons plus loin, nous n'admettons pas ces formes d'esthiomène, et nous pensons que, dans ce cas, comme dans les cas semblables de M. Huguier, il faut voir un chancre mou de l'anus ayant amené à sa suite un rétrécissement du rectum, rétrécissement ayant été cause, à son tour, des ulcérations sus-jacentes.

ULCÉRATIONS TUBERCULEUSES ET SCROFULEUSES.

Nous réunissons dans un même chapitre ces deux familles d'ulcérations, en raison des rapports nombreux qui existent entre les deux diathèses auxquelles elles appartiennent : la tuberculose et la scrofule.

I. — ULCÉRATIONS TUBERCULEUSES.

De même qu'il peut exister dans le poumon des phthisiques deux espèces de lésions fort différentes : la pneumonie caséeuse et la granulation tuberculeuse; de même nous pouvons trouver sur les muqueuses de ces malades deux espèces d'ulcérations également différentes.

Les unes sont produites par une manifestation locale de la tuberculose, par une poussée de granulations tuberculeuses, qui déterminent autour d'elles un travail irritatif et ulcératif, probablement dû à ce que ces granulations obstruent la circulation capillaire. Ce sont là les *ulcérations tuberculeuses* proprement dites.

Les autres sont le résultat de la cachexie profonde dans laquelle sont jetés les phthisiques; ce ne sont donc plus des manifestations locales d'une diathèse déterminée, mais des manifestations locales d'un trouble nutritif général : c'est une *ulcération de tuberculeux* et non tuberculeuse.

1° A l'anus, cette dernière espèce nous a paru ne différer que de fort peu des ulcères chroniques que nous avons décrits précédemment.

Seulement ici, la chronicité, au lieu d'être due à un trouble nutritif local, à des hémorroïdes, est due à un trouble nutritif général, comme nous l'avons déjà signalé pour les ulcères chroniques liés à la syphilis. Il ne faudrait pas en conclure cependant que les ulcères chroniques des syphilitiques ressemblassent aux ulcères chroniques des tuberculeux ; la cause étant différente, leur marche est tout autre : les premiers sont plus facilement guérissables que les seconds ; et, en effet, la syphilis peut s'amender, se guérir peut-être, tandis que, devant la tuberculose, la médecine reste impuissante.

2° Les ulcérations tuberculeuses, proprement dites, de l'anus, nous ont paru très-rares ; il serait difficile d'en donner une description convenable, n'ayant eu l'occasion d'en observer qu'un seul cas. Le voici :

OBS. LIII. — *Ulcération tuberculeuse de l'anus.*

Charr... Jeanne, âgée de 27 ans, domestique, est entrée le 12 octobre à l'hôpital de la Pitié, salle Saint-Jean, n° 10, dans le service de M. le docteur Trélat.

Cette malade souffre de l'anus depuis deux ans et demi ; elle a eu, dit-elle, à cette époque, une diarrhée très-violente. Elle assure n'avoir jamais eu de maladie vénérienne, n'avoir jamais subi de rapports contre nature. Elle croyait avoir des hémorroïdes enflammées, et ne sait que depuis quinze jours qu'elle a une ulcération anale.

Actuellement, elle nous présente dans chaque aine un ganglion volumineux, dur, non douloureux; à la fourchette, une cicatrice. Elle ne peut s'expliquer, ni sur cette cicatrice, ni sur les ganglions de l'aine; elle est accouchée à terme il y a sept ans; elle ne sait si elle a été déchirée. A l'anus, on ne voit ni condylômes ni hémorroïdes; mais, à la partie antérieure de la marge de l'anus, une assez large ulcération qui, lorsqu'on déplisse la région, se présente sous la forme de deux demi-cercles réunis, un plus grand situé presque sur la ligne médiane; l'autre, plus petit, situé plus à gauche. Cette ulcération pénètre dans le rectum; par le toucher, on peut la suivre dans ce canal, où elle occupe toute la paroi antérieure de la portion sphinctérienne; un peu au-dessus de l'orifice anal, il existe une bride transversale qui paraît être formée par le bord inférieur du sphincter interne faisant saillie; au-dessus du bord supérieur de l'ulcération, on constate plusieurs petits polypes pédiculisés. Il n'y a que fort peu de contracture, et cependant cet examen est assez douloureux. Avec le spéculum de Sims, on peut voir l'ulcération dans toute son étendue : d'abord, la portion marginale et anale; puis la bride transversale; la portion sphinctérienne ensuite, et, au delà, les polypes; enfin, la muqueuse rectale parfaitement saine. Le fond à sa périphérie est presque de niveau avec les tissus voisins; il paraît plus creux dans ses parties centrales; sa surface est granuleuse, rouge pâle, baignée de pus jaunâtre, qui, inoculé, a donné un résultat négatif. Les contours sont irréguliers, les bords sont à peine saillants et formés par un tissu qui paraît parfaitement sain. Il y a comme un passage brusque entre l'ulcération et les téguments restés sains.

La malade souffre peu de l'anus, mais les selles sont très-pénibles, surtout lorsqu'elle est constipée; il lui arrive alors de perdre un peu de sang. Enfin, il s'écoule continuellement de l'anus du pus qui tache en jaune le linge de la malade.

La santé générale laisse beaucoup à désirer. Il y a quatre ans, elle a eu une fluxion de poitrine, et, depuis cette époque, elle a toujours continué à tousser : la nuit, elle sue beaucoup, et depuis quelque temps elle a considérablement maigri.

L'examen de la poitrine, fait par M. Flamain, interne du service, a révélé l'existence d'une caverne dans le sommet gauche, et d'une induration de la majeure partie du poumon droit.

M. Trélat fit tout d'abord panser l'ulcération anale avec des boulettes de charpie imbibées de vin aromatique; puis la plaie, ne manifestant aucune tendance vers la cicatrisation, il fit, à quinze jours d'intervalle, deux cautérisations légères au crayon de nitrate d'argent, lesquelles restèrent encore sans succès.

Pendant ce temps, la phthisie continuait ses progrès, et le 20 novembre, la malade succombait.

L'autopsie fut faite par M. Flamain, qui nous communiqua de vive voix les renseignements suivants; le sommet du poumon gauche présente deux vastes cavernes; le poumon droit est rempli de noyaux de pneumonie caséeuse; on ne voit pas de granulations grises. Les cordes vocales inférieures sont ulcérées; les replis arythéno-épiglottiques sont œdématiés.

Le rectum nous ayant été abandonné fort gracieusement par M. Flâmain, et nous sommes heureux de l'en remercier ici publiquement, nous avons pu constater à nouveau tous les caractères cliniques indiqués pendant la vie. De plus, ayant fait plusieurs coupes longitudinales du rectum (1) et de l'anus, nous avons pu voir au niveau de l'ulcération, et peu distantes de la surface ulcérée, un certain nombre de petites granulations blanches qui, examinées au microscope par M. Cornil, si compétent en pareille matière, ont été reconnues pour être de nature tuberculeuse. Autour de ces granulations est un tissu jeune, très-riche en vaisseaux. A ce niveau, la muqueuse et la peau ont disparu; le tissu cellulaire sous-cutané, ainsi que la partie interne du sphincter externe, et la partie inférieure du sphincter interne, sont également atteints. Quant aux polypes, qui siégent à l'extrémité supérieure de l'ulcération, ce sont des papillômes.

(1) Voir figure V, page 156.

Ces ulcérations tuberculeuses pourraient être confondues avec les ulcères variqueux, les chancres mous, les syphilides et scrofulides ulcéreuses, le cancroïde.

1° Dans les cas simples, il sera impossible de prendre un ulcère tuberculeux pour un ulcère variqueux. Ici, la présence d'hémorroïdes et l'absence de tuberculose pulmonaire; là, l'absence d'hémorroïdes et les signes de la phthisie; mais il est d'autres cas où, les deux affections causes étant coexistantes, il sera bien difficile de savoir à laquelle des deux il faudra rapporter l'ulcération.

2° Le chancre mou, avec ses bords taillés à pic et décollés, son fond purulent et comme diphthéritique, son pus auto-inoculable, ne ressemble en rien à l'ulcère tuberculeux; mais lorsqu'il sera à sa période de déclin, surtout s'il se guérit lentement, on pourrait éprouver tout d'abord quelque embarras. Cependant, aux accidents aigus du début, à la présence d'un condylôme non encore disparu, aux traces d'une adénite inguinale, on saura reconnaître le chancre.

3° Les syphilides ulcéreuses se distingueront par les antécédents de la syphilis : boutons aux parties, taches sur le corps, mal de gorge, chute des cheveux, ganglions, etc. L'ulcération a débuté par une grosseur; les bords sont hypertrophiés, rouges cuivrés, indurés; le fond est sanieux, pultacé; enfin, la marche est plus rapide.

Nous indiquerons plus loin à quels signes on pourra distinguer l'ulcère tuberculeux du scrofuleux et du cancroïde. Quant à vouloir diagnostiquer si l'ulcère anal d'un phthi-

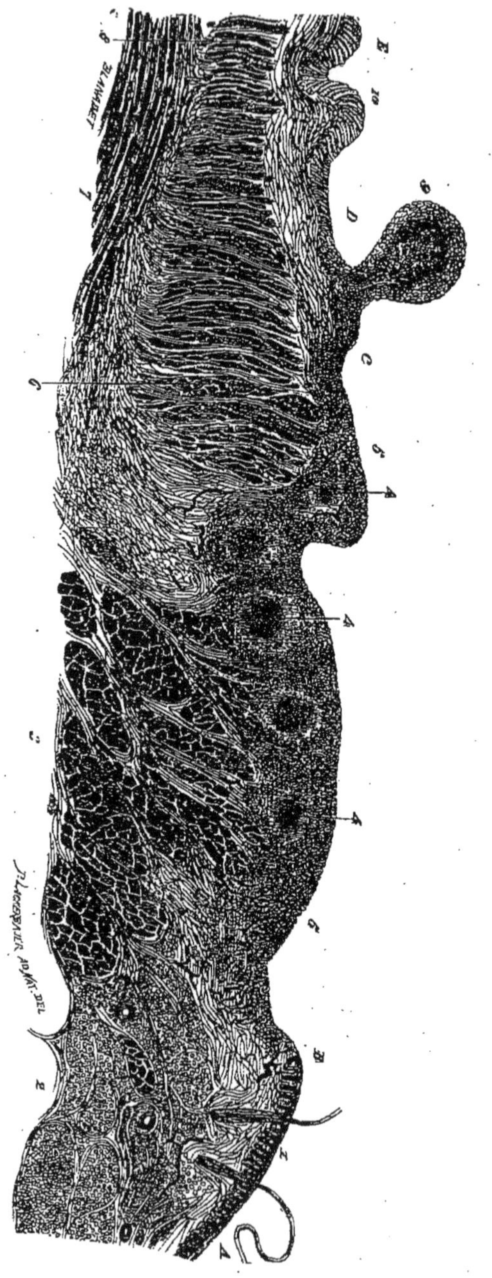

Explication de la figure V.

ULCÉRATION TUBERCULEUSE DE L'ANUS.

A B. Portion de la marge de l'anus restée saine.

B C. Ulcération comprenant la partie interne de la marge de l'anus et la partie inférieure de la région sphinctérienne.

C D. Partie supérieure de la région sphinctérienne.

D E. Région sus-sphinctérienne.

1 Peau et ses annexes.

2 Tissu cellulo-graisseux sous-cutané.

3 Sphincter externe.

4-4-4 Granulations tuberculeuses.

5-5 Tissu embryonnaire très-vasculaire.

6 Sphincter interne.

7 Fibres musculaires longitudinales du rectum.

8 Fibres musculaires circulaires.

9 Coupe d'un condylôme siégeant au voisinage du bord supérieur du sphincter interne.

10 Muqueuse rectale.

sique est un ulcère tuberculeux ou un ulcère de tuberculeux, ce serait quelque peu subtil et en tout cas fort inutile.

Le cas précédent en est une preuve. L'un de nous, ayant vu la malade qui en fait le sujet, avait pensé, se fondant sur l'existence de la cicatrice à la fourchette et de la monoadénite inguinale, sur la dysenterie tenace d'il y a deux ans et demi, que la malade avait eu à cette époque un chancre mou de la fourchette, puis un chancre anal, lequel, au lieu de se guérir comme celui de la fourchette, s'était transformé en ulcère chronique sous l'influence de la phthisie, et il en avait fait conséquemment un ulcère de tuberculeux.

Faisons aussi remarquer que cet ulcère tuberculeux de l'anus ne présente pas les mêmes caractères que celui de la langue, caractères si bien décrits, dans ces derniers temps, par M. Trélat.

On a vu par l'observation précédente toute l'inefficacité des divers traitements employés, et nous pensons qu'on ne saurait mieux faire ; peut-être même serait-il préférable d'abandonner tout traitement énergique afin d'éviter aux malades une cause inutile de souffrance, et de se borner à leur donner des soins de propreté et à leur appliquer des pansements simples.

II. — ULCÉRATIONS SCROFULEUSES.

Nous rangeons sous ce nom les ulcérations du *lupus idiopathique*, affection que la plupart des auteurs regardent comme étant de nature scrofuleuse, comme étant une forme de scrofulide. Cependant, nous devons dire que, d'après Virchow, les signes les plus caractéristiques de la scrofulide, les affections à forme déterminée des ganglions lymphatiques, manquent très-régulièrement dans les lupus; et dans les cas de scrofulose les mieux dessinés, on ne rencontre pas de lupus. « Je ne veux pas prétendre par là, ajoute Virchow, qu'il n'y ait pas de prédisposition déterminée au lupus; au contraire, je conviens qu'elle est probable; mais il ne s'ensuit pas que la prédisposition dépende de la scrofulose ou d'une dyscrasie déterminée. Peut-être ne s'agit-il dans ces cas que d'une grande vulnérabilité de la peau, peut-être même de prédispositions toutes locales; mais tout cela est complétement inconnu. » Tout ce qu'on sait, c'est que les productions de nature inconnue sont constituées par un tissu qui n'est autre que le tissu conjonctif, infiltré de cellules jeunes, et le plus souvent vascularisé. Aussi Virchow place-t-il ces tumeurs dans les granulômes; il nous semble plus juste de les rapprocher des sarcômes; en tout cas, ils paraissent différents des productions éléphantiasiques, lesquelles sont rangées dans le groupe des fibrômes.

Il existe un certain nombre de variétés de lupus; on peut les diviser en deux groupes principaux : d'une part, les *lupus résolutifs*, c'est-à-dire ceux qui se terminent sans s'ulcérer, quoique cependant laissant après eux une cicatrice; d'autre part, les *lupus ulcéreux*, qui s'ulcèrent, puis après un temps variable se cicatrisent. Il serait intéressant de savoir pourquoi le lupus est ou n'est pas suivi d'ulcération, et si cette ulcération est spontanée ou provoquée, c'est-à-dire si le lupus est *ulcéreux* ou *ulcéré*. Malheureusement, ces détails pathogéniques sont complétement ignorés.

A l'anus, on peut rencontrer des lupus, avec ou sans ulcération ; nous n'avons à nous occuper ici que des ulcéreux ou ulcérés.

D'après le mémoire de Huguier (1), il semblerait que le lupus de la région vulvo-anale soit chose encore assez fréquente. Mais, dit Hardy (2), « en lisant avec attention les observations de ce mémoire, on est porté à croire que les maladies décrites par cet auteur se rapportent plutôt à des chancres phagédéniques, affections alors peu connues, qu'à des scrofulides. »

Sans aller aussi loin, nous pensons en effet qu'il y a eu erreur de diagnostic dans quelques cas, et cela s'explique facilement, comme nous le verrons plus loin à propos de diagnostic, en raison des points de ressemblance nombreux qui existent entre l'esthiomène et certaines affections dont l'histoire est encore bien obscure. En somme, le lupus ulcéré de l'anus est peu fréquent.

D'ordinaire, il n'est pas limité à la région anale ; il occupe également la région vulvaire.

Il paraît probable que le mal débute dans l'intervalle com-

(1) Hugier. — Mém. acad. méd., 1849.

(2) Hardy. — Scrofule et scrofulides, p. 80.

pris entre l'anus et la fourchette, soit par une plaque de lupus érythémateux, soit par un bouton de lupus tuberculeux. Une plaie simple, une ulcération spécifique ou non, peuvent-elles être l'occasion, le point de départ d'un lupus ulcéreux ? Nous ne saurions le dire.

Quoi qu'il en soit du début, l'affection une fois confirmée se présente avec les caractères suivants : ulcération de forme irrégulière et plus ou moins étendue; fond granuleux, quelquefois villeux et même végétant, de couleur blafarde ou rouge violacé, sans fausses membranes diphthéroïdes; écoulement peu abondant, sanieux; bords peu élevés, non décollés, se continuant insensiblement avec le fond de l'ulcération. Les tissus périphériques sont quelquefois assez hypertrophiés; et, dans ces cas, comme, en raison de la disposition anatomique de la région périnéale et du siége de l'affection, le fond de l'ulcération est placé dans une dépression, tandis que les bords sont proéminents, le fond de l'ulcération se trouve caché plus ou moins par ces bords, et ce qu'on aperçoit tout d'abord, c'est un groupe de productions mamelonnées. Ces bords ont, comme le fond, une teinte blafarde et violacée.

A une certaine distance, les téguments présentent, et c'est là un trait que nous appellerions presque pathognomonique, de petites saillies ovalaires ou arrondies de couleur violacée, recouvertes quelquefois de lamelles épidermiques, assez résistantes au toucher, et qui ne sont autres que des boutons de lupus tuberculeux. Ces boutons sont en nombre variable;

la peau qui les sépare est ou saine ou atteinte elle-même de lupus érythémateux.

L'ulcération, au lieu de rester superficielle (lupus ulcéreux *superficiel* ou *serpigineux*), peut s'étendre en profondeur (lupus ulcéreux *profond* ou *perforant*), et alors il peut se produire des délabrements considérables. L'anus a pour ainsi dire disparu. A sa place existe une cavité en infundibulum ; la partie du périnée comprise entre la fourchette et l'anus peut être également ulcérée, de telle sorte que les parties inférieures du vagin et du rectum communiquent entre elles. Quelquefois l'ulcération dissèque le vagin du rectum, et forme un cul-de-sac dans lequel le doigt se perd ; mêmes lésions du côté de l'urètre. Comme, dans ces cas, les muqueuses du voisinage de l'ulcération s'épaississent et s'indurent à la façon des téguments externes, il en résulte des rétrécissements, et du rectum, et du vagin.

Un fait bien surprenant, c'est le peu de retentissement qu'une telle affection produit sur l'organisme. Pas ou peu de douleur, même à la pression ; la défécation se fait normalement, tant que l'anus n'est pas détruit, auquel cas il y a incontinence des matières fécales, comme il y a incontinence d'urine quand l'urètre est attaqué. Pas ou peu de fièvre ; état général assez satisfaisant, tant qu'il ne survient pas de complication.

L'esthiomène ulcéreux peut se cicatriser à la longue ; la cicatrice est alors mince et blanchâtre, et l'on conçoit qu'à cette période peuvent se faire des rétrécissements cicatriciels des orifices. Parfois, à mesure que l'ulcération se cicatrise d'un côté, elle s'étend de l'autre, de sorte qu'elle semble marcher.

Mais les malades peuvent être pris de diarrhée, diarrhée qui bientôt devient intarissable; enfin, ils succombent épuisés ou emportés par une péritonite concomitante. A l'autopsie, on trouve des ulcérations disséminées sur le côlon, et parfois, à leur niveau, des perforations intestinales, ce qui explique les symptômes de la fin. Il y aurait lieu de rechercher si ces ulcérations sont le résultat d'une colite ulcéreuse simple, ou si elles sont de la même nature que l'ulcération anale, si, en un mot, ce sont des lupus muqueux. Comme nous avons trouvé ces ulcérations à la suite de simples rétrécissements du rectum; comme, d'autre part, dans les cas où ces ulcérations ont été rencontrées chez les malades affectés de lupus anal, (1) il existait du rétrécissement rectal de voisinage, tandis qu'il n'y avait pas de lupus tuberculeux à divers degrés de développement et d'ulcération, ce qui devrait être si l'ulcération était du lupus, nous pensons que ces ulcérations intestinales doivent être regardées comme le résultat d'une colite simple. Du reste, c'est à l'histologie pathologique de juger en dernier ressort.

Le diagnostic de l'esthiomène n'est pas sans offrir le plus souvent de grandes difficultés. Dans la plupart des cas, on y arrive par voie d'éliminations; cette ulcération n'est ni chan-

(1) Huguier, loc. cit., Obs. VI et VIII.

creuse, ni syphilitique, ni cancéreuse ; donc c'est une esthiomène; aussi en résulte-t-il que l'esthiomène est une espèce de *caput mortuum* où l'on place toutes les ulcérations dont on n'a pu déterminer le rang nosologique. A cela, un grand inconvénient, qui est de ranger sous un même nom des lésions totalement différentes, et c'est ce que paraît avoir fait Huguier dans son remarquable mémoire. Il nous semble avoir confondu le lupus et l'éléphantiasis. Ces deux affections peuvent, en effet, avoir les plus grandes ressemblances. Dans le lupus, nous avons vu qu'on pouvait y rencontrer deux choses : une ulcération et une hypertrophie des tissus qui entourent cette ulcération. Dans l'éléphantiasis, on peut rencontrer également, et l'ulcération, et l'hypertrophie.

Avant d'aller plus loin, nous tenons à nous bien expliquer sur ces faits, afin d'écarter toute cause d'obscurité.

Quelques mots sur l'éléphantiasis ou pachydermie. Il existe deux variétés principales d'éléphantiasis :

1° L'éléphantiasis des Arabes. Il paraît survenir à la suite de plusieurs érysipèles successifs. Après chaque atteinte d'érysipèle, il existe un œdème dur qui augmente à chaque fois. Sous les tropiques, l'éléphantiasis serait établi au troisième érysipèle. D'autres fois, il se développe à la suite de lymphangistes et d'adénites. Enfin, dans certains cas, il paraît se produire tout d'abord un trouble veineux avec œdème mou, puis l'œdème dur arrive, et l'éléphantiasis à sa suite. Dans tous ces cas, la lésion est assez étendue; elle atteint ordinairement, soit les membres inférieurs, soit la vulve ou le scrotum. Nous n'avons pas à décrire cette affection ; mais il nous importe de dire que ces parties devenues éléphantiasiques peuvent s'ulcérer, et c'est ce qui avait fait confondre l'éléphantiasis des Arabes ou pachydermie avec l'éléphantiasis des Grecs ou lèpre. Or, ces ulcérations semblent dues, les unes, à des causes toutes accidentelles, telles que topiques irritants, tiraillements des tissus au niveau d'une articulation, les autres paraissant être une des phases du développement du mal, soit qu'il se fasse un obstacle au cours du sang, ou une paralysie nerveuse. Dans le premier cas, l'éléphantiasis est *ulcéré ;* dans le second, il est *ulcéreux ;* dans les deux, il y a éléphantiasis, d'abord puis ulcération consécutive. Le cas de Boulongne (1) rentre dans cette catégorie de faits.

2° Mais l'ulcération peut être primitive et l'éléphantiasis consécutif. C'est chose fréquente, en effet, de voir la peau devenir éléphantiasique autour des ulcères chroniques de la jambe, de fistules, de carie ou de nécrose, au voisinage de tumeurs blanches ; seulement, dans ces cas, l'éléphantiasis, au lieu d'être étendu à toute une région, est limité comme la cause qui l'a produit. Cette forme d'éléphantiasis se peut rencontrer à l'anus, autour des différentes affections que nous avons signalées, de celles surtout qui sont de nature virulente et qui durent depuis quelque temps ; il se produit d'abord un condylôme, et du condylôme à l'éléphantiasis il n'y a qu'un pas.

(1) Boulongne, *Moniteur de médecine et pharmacie,* 1861, p. 1018.

Ainsi donc, voici deux lésions : d'une part, l'éléphantiasis ulcéreux ou ulcéré, de l'autre les ulcérations compliquées d'éléphantiasis, qui se peuvent confondre avec l'esthiomène, et qui, certes, l'ont été. Comment éviter cette erreur?

Dans le lupus, on peut rencontrer des antécédents de scrofule; ce qui est peut-être plus rare dans les cas d'éléphantiasis avec ulcération. Le lupus débute, sans cause bien appréciable, soit par des plaques érythémateuses, soit par des tubérosités, et l'ulcération envahit ces plaques et ces tubérosités à mesure qu'elles se développent; tandis que, dans l'éléphantiasis compliqué d'ulcération, il y a eu ordinairement au début un ou plusieurs érysipèles; le gonflement s'est fait peu à peu, puis est devenu considérable, et c'est alors que sont apparues les ulcérations; celles-ci restent limitées, et ne suivent pas le gonflement dans ses progrès. Dans les ulcérations compliquées d'éléphantiasis, le début est également différent, car dans ces cas c'est l'ulcération qui est primitive et l'éléphantiasis consécutif. L'ulcération du lupus n'est pas entourée d'une masse volumineuse comme dans l'éléphantiasis ulcéré, ni de masses condylomateuses comme dans les ulcérations à bords éléphantiasiques; mais par un rebord moins développé, au pourtour et à quelque distance duquel on rencontre un certain nombre de plaques ou de tubercules scrofuleux. L'examen des ganglions inguinaux peut donner aussi quelques renseignements; ils nous ont paru être atteints d'une façon plus constante dans les cas d'éléphantiasis que dans ceux de lupus. Enfin, si les données histologiques sont bien exactes, l'examen microscopique des tissus malades lèverait tous les doutes.

Le chancre phagédénique paraît aussi avoir été souvent confondu avec l'esthiomène. On saura les distinguer en considérant la marche, l'aspect du fond, des bords et des tissus périphériques. Dans le lupus, la marche est moins rapide, le fond n'est pas ordinairement pultacé, et les bords non décollés. Enfin, le lupus érythémateux et tuberculeux du pourtour est bien différent des condylômes et des productions éléphantiasiques, qui peuvent accompagner les chancres.

Il y aura lieu encore de diagnostiquer les ulcérations de l'esthiomène, de celles qui sont de nature syphilitique, telles que plaques muqueuses ulcérées, syphilides ulcéreuses, lupus syphilitique. Inutile d'entrer dans les détails, ces lésions ont des caractères généraux communs qui suffiront à les différencier. Dans l'esthiomène, le fond n'est jamais sanieux et pultacé ; il laisse suinter un pus peu plastique, séreux et mal lié ; les bords sont saillants, tout en se continuant avec le fond ; les tissus ont une couleur plus violacée et non cuivrée ; leur consistance est plutôt molle qu'indurée ; enfin, la marche est bien plus lente. Ajoutons encore que, dans les cas de syphilis, on trouve, soit des antécédents, soit des lésions concomitantes en rapport avec cette maladie ; tandis que, dans les cas d'esthiomène, rien ou des antécédents de scrofule.

Les ulcérations tuberculeuses ne nous semblent pas devoir

être prises pour des lupus : leur base, peu ou pas saillante, l'absence de plaques et de tubérosités à la périphérie, leur extension moins grande, la coexistence des lésions pulmonaires sont des signes trop différents.

Quant aux ulcérations cancéreuses, cancroïdales et carcinomateuses, nous renvoyons leur diagnostic à l'étude de ces affections.

Le traitement sera local et général. Le traitement général consistera dans l'administration des reconstituants ; en première ligne on emploiera l'huile de foie de morue, et comme adjuvants, l'iodure de potassium, les toniques et les amers. Le traitement local a été varié de bien des façons, pansements de toutes sortes, cautérisations diverses, tout cela sans grand succès. Huguier a réussi en enlevant les parties malades; mais c'était dans ces cas qu'il a décrits sous le nom d'esthiomènes éléphantiasiques, et nous pensons qu'il a eu affaire à ces formes d'éléphantiasis dont nous avons parlé plus haut. On sait, du reste, avec quelle facilité se guérissent les plaies d'extirpation d'éléphantiasis, tandis que l'esthiomène est d'une cicatrisation extrêmement lente.

L'observation suivante a été recueillie par M. Curtis, interne très-distingué des hôpitaux, à l'hôpital Lourcine, dans le service de M. Fournier, si compétent en matière de syphilis comme en bien d'autres ; elle présente donc toutes les conditions désirables de certitude. Qu'on nous permette cependant une réserve sur le diagnostic, réserve qui nous est inspirée par nos études précédentes ; il manque en effet, dans ce cas, un caractère très-important, à notre avis : la présence de tubercules scrofuleux dans les parties qui avoisinent l'ulcération. « La peau qui entoure la région malade est saine, dit l'observation, » tandis qu'il existe au pourtour même de l'ulcération des productions qui paraissent être de nature éléphantiasique.

OBS. LIV. — *Esthiomène de la région vulvo-anale.*

L'observation qui suit nous a paru intéressante à plusieurs titres ; elle a trait à une affection peu fréquente, dont le diagnostic et le traitement peuvent être une source d'embarras pour le praticien.

Voici d'abord le fait tel qu'il s'est présenté ; nous le ferons suivre d'un court exposé de considérations sur lesquelles M. Fournier a appuyé son diagnostic de *lupus* ou *esthiomène* de la région vulvo-anale.

Marie A..., âgée de 30 ans, entre le 4 mars 1868 à Lourcine, dans le service de M. Fournier, salle Saint-Clément, n° 1.

Antécédents. — Cette femme n'a jamais eu de maladie antérieure à celle dont elle se trouve aujourd'hui atteinte ; elle dit avoir toujours été bien portante et très-robuste. Sa famille est assez aisée, et elle n'a jamais connu ni les privations ni les grandes fatigues. Un interrogatoire minutieux ne révèle aucun antécédent de scrofule ou de syphilis, soit chez elle, soit chez ses parents, et elle a ses frères qui sont très-bien portants.

La menstruation s'est établie à l'âge de 15 ans, et à partir de cette époque la malade a toujours été bien réglée jusqu'à ces derniers temps. Depuis trois mois, cependant, aménorrhée.

Elle eut des rapports sexuels, pour la première fois, il y a trois ans et demi. Elle n'a jamais cohabité qu'avec un seul homme. Celui-ci la rendit enceinte, et elle est accouchée il y a deux ans et demi, au septième mois de sa grossesse, d'un enfant qui vécut six jours.

A Paris depuis deux ans, elle s'est placée comme domestique ; elle affirme avoir mené une vie parfaitement régulière et n'avoir jamais eu de rapports sexuels depuis son accouchement, c'est-à-dire depuis deux ans et demi.

Elle s'aperçut, il y a un an, de légères douleurs à l'anus lors de la défécation. Entre les garderobes, elle ne ressentait ni douleurs ni démangeaisons. Elle commença, il y a six mois, à souffrir en urinant. Ces symptômes attirèrent à peine son attention, à ce point qu'elle ne consulta aucun médecin et ne fit aucun traitement.

Elle commença il y a trois semaines à être affectée d'une incontinence d'urine qui la força à suspendre son travail. Sa maîtresse se plaignait de ce qu'elle mouillait les parquets de l'appartement. Cette infirmité, seulement, détermina la malade à quitter sa place et à entrer à l'hôpital.

Sauf quelques tisanes et des injections vaginales, elle n'a fait aucun traitement.

Etat actuel, le 9 mars 1868. — La malade est de petite

taille ; elle a les joues bien colorées, un embonpoint assez considérable, et un certain air de santé. Cependant, bien qu'on ne trouve pas chez elle de manifestations certaines de scrofules, elle présente quelques attributs non douteux du type scrofuleux, ou du moins d'un tempérament lymphatique accusé : lèvres épaisses, nez épaté, cheveux blond roux, acné facial, chairs mollasses, une certaine indolence dans les allures. Nulle part on ne trouve sur le corps de stigmates de scrofules ou de syphilis anciennes.

Ce qu'on aperçoit d'abord, la malade étant couchée sur le lit à spéculum, c'est un groupe de productions mamelonnées, fongueuses, qui entourent et cachent l'anus. Ces tumeurs constituent un bourrelet haut de 5 à 6 centimètres et large de 1 à 2 centimètres, recouvert d'une muqueuse d'un rouge sombre. En le palpant, on le trouve d'une consistance moyenne, œdémateuse, bien différente de la dureté des néoplasmes carcinomateux ou épithéliaux. Quand on écarte fortement les fesses, de manière à séparer les fongosités adossées, on découvre l'anus et on voit que celui-ci, énormément élargi, présente l'aspect d'une vulve dont les lèvres seraient représentées par les fongosités qui s'élèvent de chaque côté de la marge de l'anus. Les parois de l'infundibulum anal, aussi loin qu'on peut voir, sont ulcéreuses, irrégulières, jaunâtres et lardacées, mais n'offrent pas de caractères objectifs qu'on puisse qualifier de spécifique. Elles sécrètent assez abondamment une matière sanguino-purulente.

L'introduction du doigt fait sentir, aussi loin qu'on peut atteindre, des surfaces ulcérées, mamelonnées, mais ces inégalités ne présentent pas de dureté cancroïdales ; on retrouve encore ici une consistance œdémateuse.

Du côté de la vulve, nous trouvons les grandes lèvres un peu volumineuses et rosées.

Quand on les sépare, on reconnaît à la commissure inférieure une large surface ulcérée se continuant dans le vagin, ulcération anfractueuse, irrégulière, à fond jaunâtre, mais sans facies spécial. Sur la paroi latérale de l'entrée du vagin, à droite, est une plaie plus superficielle, à fond jaunâtre, paraissant être en voie de réparation. A la partie supérieure de l'entrée du vagin, on ne trouve plus le vestibule et le méat urinaire ; il n'y a plus d'urètre à sa place ; on voit une foule de petits mamelons rosés, arrondis, revêtus d'une muqueuse lisse et amincie ; ces productions encombrent les deux tiers inférieurs du vagin, et égarent le doigt lorsqu'on pratique le toucher.

L'exploration de ce qui existe de la paroi antérieure du vagin conduit à travers les fongosités agglomérées à une sorte d'entonnoir où s'engage le doigt dans la direction de la vessie ; l'extrémité du doigt est arrêtée par un orifice arrondi large d'un centimètre, qui paraît être l'orifice uréthral de la vessie. Le toucher dans cette région fait sourdre l'urine en abondance ; l'urine jaillit lorsqu'on fait passer une sonde par cette ouverture, dans la vessie.

La peau qui entoure la région malade est saine.

Il existe dans les aines plusieurs petits ganglions durs et indolents.

Les symptômes fonctionnels font presque complétement défaut ; il y a encore un peu de douleur à l'anus lorsque la malade va à la selle. Malgré le degré d'ulcération de l'anneau anal, il n'y a jamais eu incontinence de matières fécales ou de gaz.

La malade perd continuellement de l'urine qui coule par terre goutte à goutte quand elle est debout. Sans cette infirmité, elle ne se plaindrait pas. Elle paraît pouvoir encore uriner à volonté de temps à autre.

Elle se trouve toujours bien portante ; toutes les grandes fonctions s'accomplissent régulièrement, et l'examen ne révèle rien d'anormal.

Inoculation avec le pus des ulcérations vulvaires.

Le 11 mars, l'inoculation pratiquée le 9 mars est *négative.*

Le 20 mars, les ulcérations restent stationnaires.

Le 6 avril, même état stationnaire.

Le 13 avril, il y a une très-légère amélioration dans l'état des surfaces ulcérées.

Le 4 mai, la malade s'aperçoit depuis deux ou trois jours d'une tuméfaction progressive des grandes lèvres. La gauche a été prise la première, puis la droite.

Les plaies ont assez bon aspect ; au rectum spécialement, elles tendent à se réparer.

Le 15 mai, les grandes lèvres ont chacune le volume d'une demi-orange ; elles sont arrondies ; leur surface est lisse rosée, leur consistance pâteuse et mollasse. Elles sont tout à fait indolentes.

Le 18 *mai*. Très-certainement les ulcérations ont diminué d'étendue. Les grandes lèvres sont toujours rosées et volumineuses.

Le 19 *mai*. Sortie malgré l'avis contraire du médecin.

La malade rentre le 30 *mai*.

Elle ne signale aucune modification dans son état depuis sa première entrée à Lourcine. En renouvelant l'examen des parties malades, on trouve presque absolument le même état qu'à sa sortie. La seule modification est une légère amélioration à l'égard de l'incontinence d'urine. Lorsqu'on introduit le doigt dans la vagin, vers la fistule vésico-vaginale, on sent manifestement une contraction circulaire au niveau de cet orifice; laquelle contraction est volontaire et s'oppose en partie à la sortie de l'urine.

Le 10 *juillet*, on constate une légère amélioration, comparativement à son état lors de son entrée le 4 mars, amélioration consistant dans une légère diminution de l'étendue des surfaces ulcérées.

Les résultats des divers traitements essayés et abandonnés successivement ont été si peu encourageants, que nous nous bornons à une mention sommaire des agents mis en œuvre. On a épuisé toute la liste des modificateurs généraux et locaux : à l'intérieur, l'huile de foie de morue, l'iodure de potassium, l'iodure de fer, le vin de quinquina; à l'extérieur, les bains salés et sulfureux, les injections iodées, les badigeonnages à la teinture d'iode, les lotions avec la solution de nitrate d'argent, etc., etc., tout a été essayé en vain sans qu'on ait pu faire changer d'aspect les parties malades.

On voit qu'il s'agissait, en somme, d'une affection à la fois ulcérative et végétative de la région vulvo-anale. Pour le diagnostic, plusieurs suppositions se présentaient.

Comme d'ordinaire, pour les lésions ulcéreuses de cette région, la première idée qui vient à l'esprit est celle d'un accident *vénérien*, soit chancre mou, soit accident syphilitique, primitif ou constitutionnel.

Le chancre simple, avec ou non phagédénisme, est rapidement mis hors de cause, ainsi que le résultat négatif de l'inoculation, les commémoratifs, les caractères physiques de la lésion.

Le chancre induré, de même, doit être mis de côté par suite des commémoratifs contraires à cette supposition, d'absence d'adénopathie, et de toute autre manifestation de syphilis, etc.

L'élimination de la syphilis constitutionnelle est moins facile ; avant de l'entreprendre, demandons si on pouvait soupçonner une affection carcinomateuse ou cancroïdale. Il est évident que non, si on a considéré la longue durée avec son état stationnaire, l'absence de toute douleur, de toute dégénérescence ganglionnaire, de toute manifestation viscérale et de tout état cachectique.

Les seules suppositions paraissant acceptables étaient celles d'une *syphilide ulcéreuse* acquise ou héréditaire, et celle d'un *lupus* ou esthiomène. Ce diagnostic est souvent très-difficile, quelquefois impossible, au dire de M. Bazin et de M. Huguier. Dans ce fait, les caractères objectifs ne suffiraient peut-être pas pour éclairer de tout antécédent de vérole acquise ou héréditaire, et surtout sur *l'inefficacité du traitement par l'iodure de potassium.*

Ce n'est pas seulement par la méthode d'exclusion qu'on arrive à ce diagnostic de *lupus;* les caractères de la lésion tirés, soit des commémoratifs (mode de débuts, marche), soit des signes actuels physiques et fonctionnels, cadrent parfaitement même, dans ce qu'ils ont de négatif, avec les descriptions données par M. Bazin, dans ses *Leçons sur la scrofule,* et par M. Huguier, dans ses *Mémoires sur l'esthiomène ou dartre rongeante de la région vulvo-anale.*

Il est vrai que les antécédents de scrofule manquent ici. Ce fait fait ranger cette lésion, par M. Fournier, parmi les scrofulides fixes primitives admises par M. Bazin. Celui-ci dit à ce sujet, dans ses leçons sur les scrofules, page 229 : « Les deux tiers, les trois quarts peut-être des scrofulides malignes, ont été précédées de scrofulides bénignes, de gourmes, d'impétigo, d'ophthalmies et d'engorgements ganglionnaires. » D'après cette proportion établie par M. Bazin, les scrofulides malignes *primitives* ne seraient pas excessivement rares. De plus, si les antécédents de la scrofule font défaut, nous avons pour nous guider un certain nombre des attributs qui témoignent d'une *prédisposition à cet état constitutionnel* (comme on l'a vu dans la description du facies et de l'habitude extérieure du corps).

Ajoutons, en conclusion, que la malade a été examinée par plusieurs chirurgiens et médecins des hôpitaux, par MM. Péan, Siredey, Tarnier, qui ont tous reconnu une scrofule maligne. M. Ricord, enfin, a bien voulu prêter la lumière de son expérience et de son coup d'œil, et a conclu au même diagnostic.

L'observation suivante, au contraire, ne nous laisse aucun doute, car nous y trouvons signalés des îlots d'ulcération autour de l'ulcération principale, fait qu'on pourrait presque qualifier de pathognomonique pour le lupus.

OBS. LV. — *Esthiomène de la vulve et du périnée. — Ulcérations du bras. — Guérison. — Ulcérations de la vulve. — Alternatives de recrudescence et d'amendement. — Traitement. — Amélioration notable. — Phymie. (Observation recueillie par* M. Bourneville, *ancien interne des hôpitaux.)*

Dherb... Louise, 29 ans, femme Troq...; couturière, née à Paris, est entrée le 7 septembre 1863 à l'hôpital Saint-Antoine, salle Sainte-Marguerite, n° 34 (service de M. Goupil).

Antécédents. — Son *père*, mort à 42 ans, d'une affection aiguë du poumon, aurait eu à 38 ans une dartre dans le dos. Deux de ses oncles paternels paraissent avoir succombé à la phthisie, l'un à 18 ans, l'autre à 30 ans. Sa mère, âgée de 60 ans, est bien portante.

D... n'aurait fait aucune maladie grave dans l'enfance

et n'aurait pas eu de scrofules. Les règles, apparues à 15 ans, ont été régulières ; pas de leucorrhée. Mariée à 16 ans, elle devient enceinte à 20 ans, accouche facilement, nourrit son enfant âgé aujourd'hui de 9 ans (à 5 mois, il a eu un impétigo de la face). A 24 ans, seconde grossesse qui se termine par une fausse couche à sept mois ; elle aurait porté son enfant mort pendant un mois. Troisième grossesse à 26 ans, accouchement à terme ; l'enfant a vécu deux mois ; son corps était couvert de croûtes. Depuis lors, elle a fait quatre fausses couches.

En mars 1861, étant à la campagne pour se rétablir d'une fausse couche, elle vit paraître au bras droit trois petits boutons, accompagnés de démangeaisons ; ils s'ulcérèrent et s'étendirent avec rapidité. Ces ulcérations ont guéri au bout de treize mois. Au moment où survenait cette terminaison heureuse, des boutons tout à fait semblables aux précédents, et qui se sont comportés comme eux, apparurent sur la grande lèvre droite et progressèrent malgré tous les traitements employés. Enfin, dans les premiers jours de novembre (1862), les symptômes s'étant aggravés, elle se décida à entrer à Lourcine (18 nov.), bien qu'elle n'eût aucun antécédent syphilitique.

19 *novembre* 1862. — Femme de taille assez élevée, figure fatiguée, médiocrement pâle ; embonpoint très-modéré. Sur le bras gauche, au niveau de l'épicondyle et au-dessous, le long du décubitus, *cicatrices* blanches, peu épaisses, non adhérentes aux tissus sous-jacents, ayant le diamètre

d'une pièce de deux francs et entourés d'une légère rougeur.

Poitrine maigre, mais bien conformée, quelques varices le long de la cuisse droite ; adénites inguinales plus grosses à droite qu'à gauche. Rien sur la grande et la petite lèvres gauches. La *grande et la petite lèvres droites* saillantes, comme hypertrophiées, offrent au toucher la consistance de l'œdème dur. L'ulcération, qui semble s'être étendue du centre à la circonférence, présente quatre extrémités encore suppurantes dirigées, la première vers la fourchette, la deuxième vers la partie supérieure de la petite lèvre, la troisième vers la partie supérieure de la grande lèvre, la quatrième vers la face externe de cette même grande lèvre. Des quatre extrémités, véritables ulcérations surajoutées à la principale ; la dernière a la forme d'une sorte de pertuis, comme taillé à l'emporte-pièce ; il paraît pénétrer de 1 à 2 centimètres dans l'épaisseur de la grande lèvre, et fournit, ainsi que les autres, un pus assez mal lié.

Les trois autres ulcérations ont des caractères identiques. Leur partie suppurante, la plus rapprochée des bords, qui sont déchiquetés, d'un rouge violacé et livide, est formée de bourgeons rouges, mollasses, recouverts d'un muco-pus très-épais, modérément sensibles aux frictions mécaniques et ne saignant pas. La portion cicatrisée de l'ulcération présente vers la partie inférieure et externe de la grande lèvre droite, là où elle a débuté, une surface épaisse, blanche et lisse. Vagin, utérus, rien.

Traitement. — Vin de quinquina, huile de foie de morue, lotions avec de l'eau tiède, six fois par jour.

La malade sortit quelques jours après son admission, et se rendit peu après à l'hôpital de la Pitié (service de M. Bernutz), où elle resta jusqu'au 1er janvier 1863. Alors l'ulcération n'avait plus que les dimensions d'une pièce d'un franc; le traitement avait consisté en huile de foie de morue et teinture d'iode à l'intérieur, en bains sulfureux et en cautérisations avec la teinture d'iode. Quelques mois plus tard, elle revenait à la Pitié : tout le bénéfice gagné durant son premier séjour était perdu. Elle ne fit qu'un séjour assez court et partit pour la campagne.

7 *septembre* 1863. — Elle entre à l'hôpital Saint-Antoine, où, le 15 octobre, on prit la note suivante : A la partie interne de l'aine droite, ganglion volumineux. A la vulve, deux ulcérations occupant, l'une la région supérieure de la grande lèvre droite, le commencement du pénil jusqu'à la grande lèvre gauche, et mesurant 5 centimètres de largeur sur 4 de hauteur; l'autre, la fesse droite et la partie inférieure de la grande lèvre correspondante jusqu'à la marge de l'anus, et mesurant 7 centimètres de largeur sur 5 de hauteur. Ces deux ulcérations sont séparées par une cicatrice siégeant au niveau de la portion moyenne de la grande lèvre droite.

Ces ulcérations, taillées à pic, irrégulières, sont entourées d'une zone faiblement rouge en dedans, d'un rouge violet en dehors, où elle a 1 à 2 centimètres de largeur. Leur fond est inégal, constitué par des bourgeons charnus, mollasses, rosés, circonscrivant des vacuoles plus ou moins profondes, ordinairement remplies d'un pus jaune verdâtre, formant quelquefois des croûtes. Nulle part il n'y a d'induration véritable, mais une sorte d'empâtement assez mal limité. Le contact y est douloureux ordinairement; douleurs semblables à celles que produirait une brûlure. La marche est pénible et la malade ne peut rester assise. Miction, défécation normales. Pas de rougeur de la vulve ni de l'entrée du vagin. Pas d'écoulement apparent.

Chloroforme, cautérisation avec la teinture d'iode, huile de foie de morue, vin de quinquina.

18, 26 *octobre*. — Chloroforme, cautérisation avec la teinture d'iode.

2 *novembre*. — La partie de l'ulcération inférieure qui avoisine l'anus est cicatrisée dans une étendue d'au moins 3 centimètres; toutefois il y a, çà et là, quelques îlots ulcérés. La portion qui répond à la moitié inférieure de la grande lèvre droite est toujours creuse, livide, et sécrète un pus mal lié, abondant; les bords sont violacés. Quant à l'ulcération supérieure, elle s'améliore vers les points répondant à l'extrémité supérieure de la grande lèvre droite, mais elle semble plus profonde au niveau de la grande lèvre gauche. — Lotions avec l'eau tiède, cautérisation, etc.

12. Les douleurs consécutives à la dernière cautérisation ont été moins vives que d'habitude. Les règles, apparues le 9, ont cessé le 12.

16. Les douleurs spontanées ont diminué. La place inférieure est cicatrisée dans la moitié anale; à sa partie moyenne, surface bourgeonnante en voie de réparation ; à sa partie supérieure, sinus anfractueux assez profonds, dont les bords sont décollés et le centre caché par un enduit jaunâtre, pultacé. Quant à l'ulcération supérieure, sa portion droite est presque cicatrisée et a une couleur lilas. Sur la grande lèvre gauche, quelques points sont cicatrisés, et l'ulcération se divise en deux branches profondes, à bords assez élevés ; l'une d'elles s'étend entre la grande et la petite lèvres; l'autre occupe la crête de la grande lèvre gauche et s'étend un peu moins bas que la précédente. Chloroforme, cautérisation avec la teinture d'iode.

20 *novembre.* — D... se plaint de sueurs nocturnes. Ce phénomène, joint à son tempérament lymphatique, font examiner avec soin sa poitrine. La percussion ne dénote rien de spécial en arrière ; mais en avant, le son est un peu plus aigu à droite qu'à gauche. A l'auscultation, on constate au sommet gauche et dans la fosse sous-épineuse quelques craquements ; à droite, faiblesse de la respiration et, de plus, vers l'épine de l'omoplate, rudesse de la respiration, telle qu'on pourrait croire à l'existence de véritables craquements. En avant, sous la clavicule gauche, respiration rude à l'inspiration avec quelques râles sonores ; à droite, faiblesse excessive du murmure respiratoire. La malade ne pouvant digérer l'huile de foie de morue, on lui prescrit du sirop antiscorbutique.

3 *décembre.* — Léger écoulement sanguin il y a trois jours; il n'a duré que quelques heures. Les ulcérations continuent à se creuser dans le même sens, c'est-à-dire l'ulcération supérieure et du côté gauche, à sa partie inférieure; l'ulcération inférieure, à droite, à sa partie supérieure. De plus, les portions cicatrisées s'ulcèrent de nouveau en certains points. La malade n'a pas mieux supporté le sirop antiscorbutique. On reprend l'huile de foie de morue. — Chloroforme, cautérisation, etc. Chaque séance anesthésique est accompagnée et suivie d'accidents nerveux.

11. Les érosions qui occupaient la partie inférieure de l'ulcération droite, semblent se fermer. Pas d'amélioration à la partie supérieure où l'ulcération se rapproche du méat urinaire. En dehors des grandes lèvres existent, sur les limites des deux ulcérations principales, de petits îlots ulcérés. Depuis trois ou quatre jours, D... se plaint de douleurs dans les reins et dans le dos. — Appétit médiocre, nausées, garde-robes difficiles, un peu irrégulières. La toux est plus fréquente. Douleurs dans le poignet gauche et la partie latérale droite du cou. — Eau vineuse, vin de quinquina, bain.

16. Les ulcérations, loin de rétrograder, ont plutôt fait de progrès. Les petits îlots de la partie inférieure de l'ulcération droite se réunissent; la portion moyenne de cette même ulcération, la portion inférieure de l'ulcération gauche, se creusent toujours. Toux plus fréquente, particulièrement le matin. Un peu moins de son au sommet droit qu'au gauche,

en arrière ; en avant, pas de différence bien notable. Dans les fosses sus et sous-épineuses droites, respiration un peu soufflante; sous la clavicule droite, respiration rude; à gauche, elle est en outre mêlée de râles à l'inspiration. Les règles ne sont pas revenues, ce qui dépend sans doute de l'état des sommets. — Chloroforme, cautérisation, etc., aujourd'hui et le 14.

24. La mixtion est normale; l'urine, en sortant, produit toujours une sensation de cuisson. A droite, l'ulcération se rétrécit, les bords s'affaissent, sont moins rouges et donnent un pus moins abondant. A gauche, la partie supérieure de l'ulcération diminue; mais elle pénètre en profondeur entre la petite et la grande lèvres gauches, qu'elle décolle en haut, au voisinage du méat urinaire. Chloroforme, cautérisation, etc.

31. Les ulcérations ont un meilleur aspect, mais restent douloureuses. La droite se cicatrise peu à peu ; la gauche et supérieure s'améliore et se cicatrise en bas. Sur le pénil, elle demeure la même. Les bourgeons charnus, peu saillants, saignent facilement. — Chloroforme et cautérisation avec la teinture d'iode, tous les deux jours; huile de foie de morue, portée progressivement à huit cuillerées, puis suspendue et reprise en commençant par une cuillerée.

17 *janvier* 1864. — La malade qui, jusqu'à la fin de l'année 1863, était obligée de garder le lit, peut maintenant se lever. — Appétit médiocre, nausées fréquentes, toux rare, douleurs à la partie postérieure de la poitrine, entre les

épaules ; sueurs nocturnes assez abondantes. Les ulcérations vont mieux ; la cicatrisation fait des progrès. Comme elle supportait de plus en plus difficilement l'huile de foie de morue, M. Goupil l'a remplacée par une potion avec 0 gr. 50 d'iodure de potassium, et 12 gouttes de teinture d'iode.

La maladie a été perdue de vue.

CONCLUSION

Au début de ce travail, nous avons groupé les ulcérations anales par familles étiologiques; prenant alors chacune de ces familles l'une après l'autre, nous avons exposé les différents types d'ulcérations qui se sont présentés à notre observation.

Or, parmi ces différents types il en est qui sont spéciaux à la famille dans laquelle ils ont été observés; tels sont par exemple : le chancre mou, les plaques muqueuses. Il en est d'autres, au contraire, qu'on peut rencontrer dans plusieurs familles, sans qu'on puisse constater de différences essentielles dans leurs caractères cliniques, comme s'ils étaient vraiment communs à ces diverses familles. Ainsi, après avoir étudié les érosions et les fissures dans les cas d'inflammations simples, nous en avons retrouvé de parfaitement semblables et dans la blennorrhagie et dans la syphilis; c'est encore ainsi que nous avons vu l'ulcère chronique variqueux être l'analogue des ulcères chroniques syphilitiques et tuberculeux.

De telle sorte qu'au point de vue clinique on peut diviser

les ulcérations anales en deux groupes : les unes spéciales, les autres communes aux différentes familles étiologiques.

Cette distinction clinique est, du reste, en rapport avec le mode pathogénique. Les premières semblent, en effet, résulter d'une cause spécifique agissant toujours d'une façon identique ; tandis que les secondes, tout en reconnaissant les causes les plus variées, ont été produites évidemment par le même mécanisme.

Reprenons les exemples précités :

Le chancre d'infection et les plaques muqueuses sont produits par le virus syphilitique et ne peuvent être produits que par lui : ce sont là des ulcérations spéciales résultant d'une cause spécifique agissant toujours d'une façon identique.

Les érosions et les fissures, au contraire, peuvent être le résultat de causes très-diverses : irritations simples, écoulements blennorrhagiques, manifestations syphilitiques ; et cependant, comme elles sont semblables dans ces différents cas, il faut bien admettre que les causes productrices ont agi par le même mécanisme. De même encore pour les ulcères chroniques qui peuvent être causés par les hémorrhoïdes, la syphilis ou la tuberculose ; affections bien différentes les unes des autres, mais qui cependant ont pour effet commun de produire un trouble de nutrition, local ou général peu importe, cause prochaine de l'ulcère.

Donc, en résumé, deux classes d'ulcérations anales :

1° Les ulcérations *spéciales* : chancres mous, chancres d'infections, plaques muqueuses, auxquelles on pourrait peut-être ajouter les ulcérations tuberculeuses, cancroïdales et carcinomateuses ;

2° Les ulcérations *communes*, résultant les unes d'une irritation : érosions, fissures; les autres, d'un trouble de nutrition : ulcères chroniques.

Cette distinction n'est pas d'un intérêt purement théorique; elle est des plus importantes en pratique, car elle forme une base solide au pronostic en même temps qu'elle fournit de précieuses indications pour le traitement.

TABLE DES MATIÈRES

Paris.— Imprimerie de GAUTHIER-VILLARS, quai des Grands-Augustins, 55.
(Ancienne imp. Bonaventure.)

OBS. LI. PL. IV.

Lackerbauer ad. nat. pinx.t Lebrun sc.

Imp. H. Geny Gros, Paris

OBS. XVIII

PL. III.

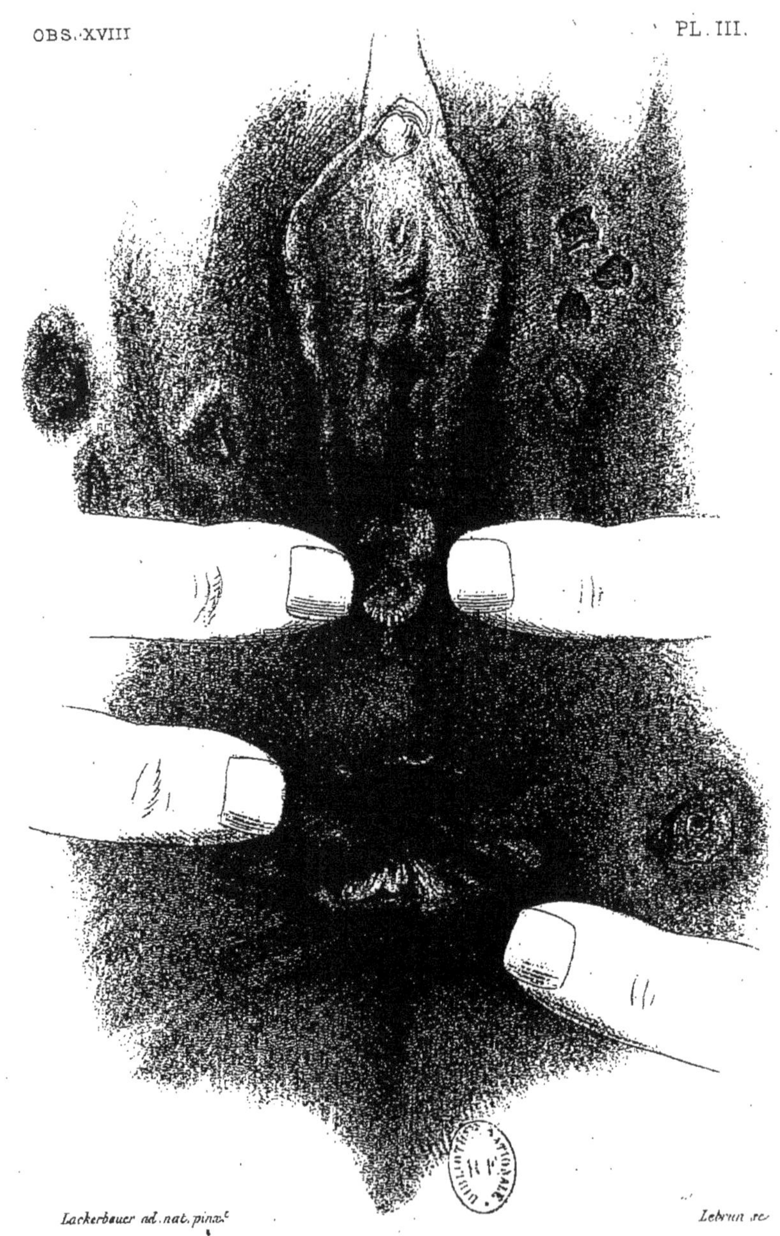

Lackerbauer ad. nat. pinx.t *Lebrun sc.*

Imp. H. Geny Gros, Paris

PL. I.

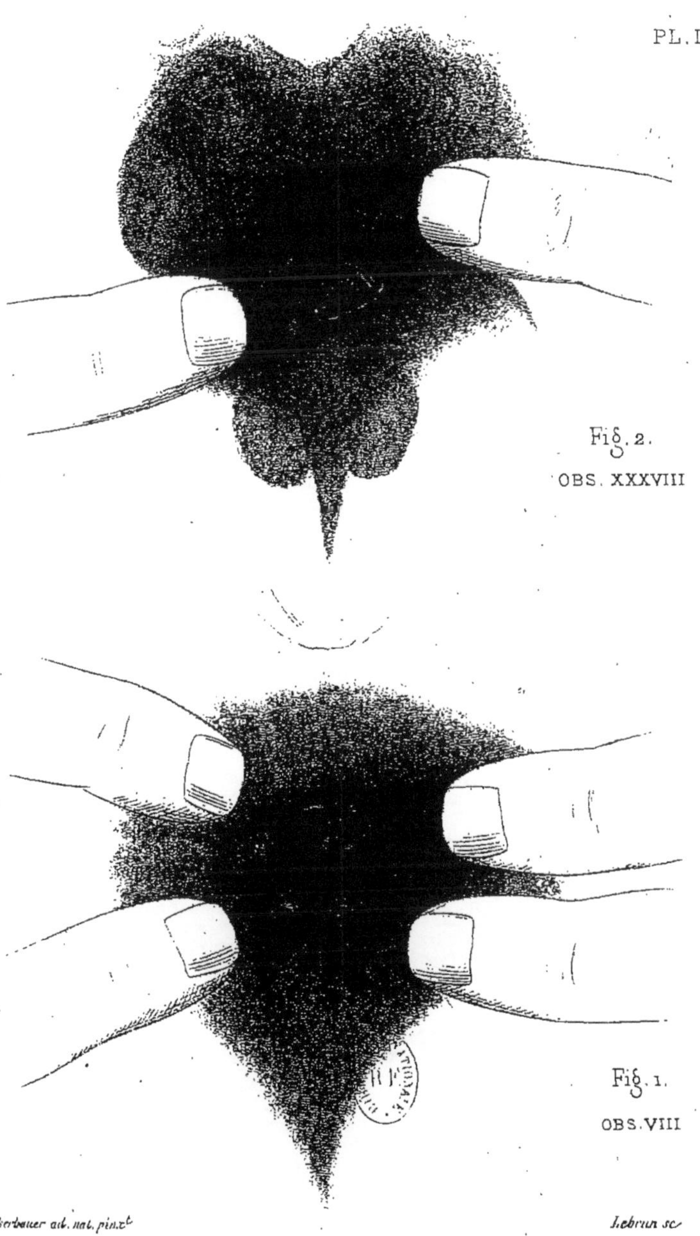

Fig. 2.
OBS. XXXVIII

Fig. 1.
OBS. VIII

Lackerbauer ad. nat. pinxt

Lebrun sc

Imp. H. Geny Gros, r. de la Montgne Ste Genve 34. Paris

OBS. XII. PL. II.

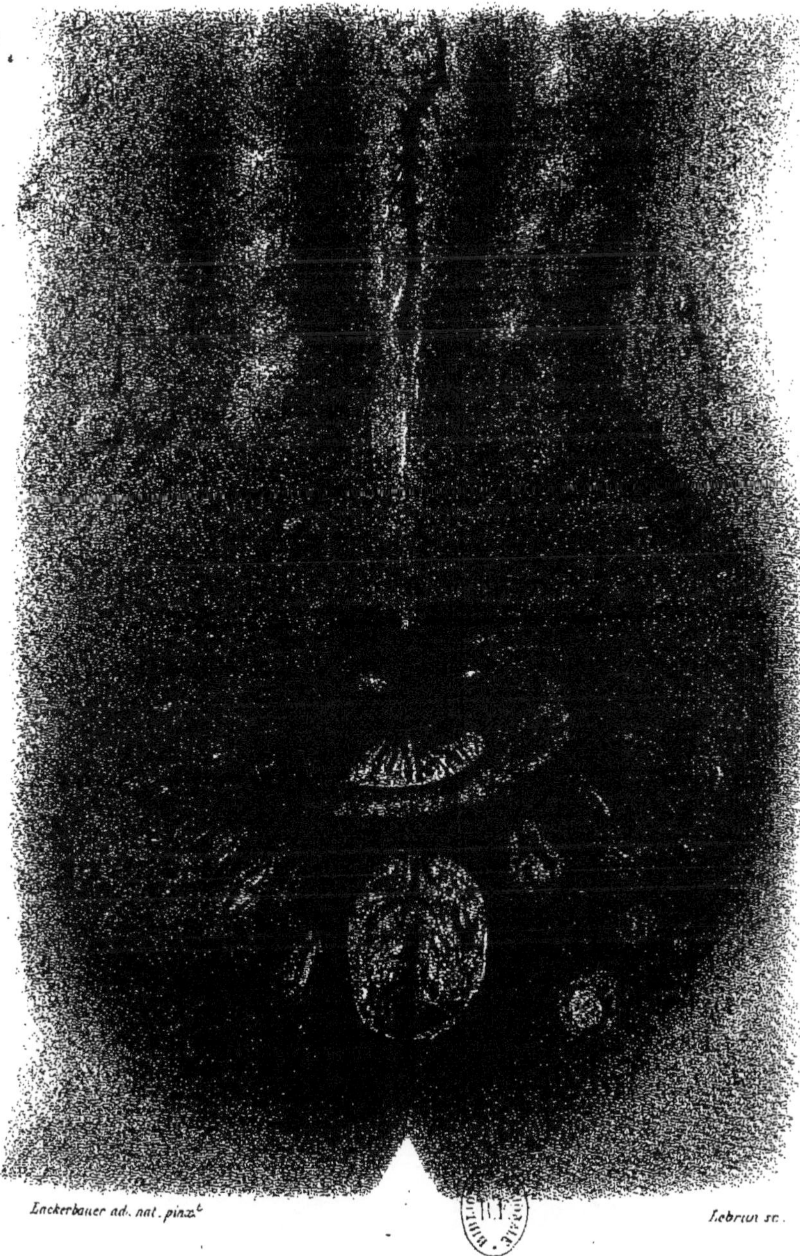

Lackerbauer ad. nat. pinx.t Lebrun sc.

Imp. H. Geny Gros. Paris

CATALOGUE DES LIVRES DE FONDS

DE LA LIBRAIRIE

ADRIEN DELAHAYE

LIBRAIRE-ÉDITEUR DE LA SOCIÉTÉ IMPÉRIALE DE BIOLOGIE

ANATOMIE, PHYSIOLOGIE, MÉDECINE
CHIRURGIE, ETC.

PARIS
PLACE DE L'ÉCOLE-DE-MÉDECINE

1870

SOUS PRESSE, POUR PARAITRE PROCHAINEMENT :

BAZIN. **Leçons sur l'emploi des eaux minérales dans le traitement des affections de la peau,** professées à l'hôpital Saint-Louis, rédigées et publiées par M. MAUREL, interne des hôpitaux, revues par le professeur. 1 vol. in 8.

BRINTON. **Maladies de l'estomac,** traduit par le docteur RIANT et précédées d'une introduction par le professeur LASÈGUE. 1 vol. in-8 avec figures.

BUCQUOY, professeur agrégé à la Faculté de médecine de Paris, médecin des hôpitaux. **Leçons cliniques sur les maladies du cœur,** professées à l'Hôtel-Dieu de Paris. 2e édition revue et augmentée, 1 vol. in-8 avec figures dans le texte.

DEPAUL. **Leçons de clinique obstétricale,** professées à l'hôpital des Cliniques, rédigées et publiées par le docteur DE SOYRE, revues par le professeur. 1 vol. in-8.

DESPRÉS, chirurgien de l'hôpital de Lourcine, professeur agrégé, etc. **Traité iconographique de l'ulcération et des ulcères du col de l'utérus.** 1 vol. in-8, avec planches lithographiques.

FAUVEL (Ch.). **Traité des maladies du larynx et des régions circonvoisines visibles au laryngoscope.** 1 vol. in-8, avec figures dans le texte et planches coloriées.

FOURNIER (Alfred), agrégé à la Faculté de médecine de Paris, médecin des hôpitaux. **Leçons cliniques sur la syphilis chez la femme,** professées à l'hôpital de Lourcine. 1 vol. in-8 avec figures dans le texte.

GAILLETON, médecin de l'Antiquaille de Lyon. **Traité des maladies de la peau.** 1 vol. in-8.

DE GRAEFE. **Symptômes des paralysies des muscles moteurs de l'œil,** traduit par le docteur SICHEL, et revu par le professeur, in-8.

JÆGER et WECKER, professeurs d'ophthalmologie. **Traité des maladies du fond de l'œil.** 1 vol. in-8, accompagné d'un atlas de 29 planches en chromolithographie.

LANCEREAUX. **Traité élémentaire d'anatomie et physiologie pathologique.** 1 vol. in-8 avec figures intercalées dans le texte.

MAGNAN, médecin de l'asile Sainte-Anne. **Études cliniques sur la paralysie générale.** 1 vol. in-8.

MALLEZ. **Manuel de pathologie et de chirurgie de l'appareil urinaire.** Cours professé à l'École pratique; recueilli et publié par M. Pouillet (d'Arras), chef de la clinique; revu par le professeur. 1 vol. in-12, accompagné d'un grand nombre de figures dans le texte, et planches en chro.

MOREAU-WOLF. **Traité pratique des maladies des organes génito-urinaires de l'homme.** 1 vol. in-12 avec nombreuses figures dans le texte.

TROELTSCH (de Wurzbourg). **Traité complet des maladies de l'oreille,** traduit sur la 4e édition par les docteurs LÉVY et KUHN. 1 vol. in-8 avec figures dans le texte.

CATALOGUE DES LIVRES DE FONDS

DE LA LIBRAIRIE

ADRIEN DELAHAYE

NOTA. — Tous les ouvrages portés dans ce Catalogue sont expédiés par la poste, dans les départements et en Algérie, *franco* et sans augmentation sur les prix désignés. — Prière de joindre à la demande des *timbres-poste* pour une somme de moins de cinq francs ou un *mandat* sur Paris. — *On ne reçoit que les lettres affranchies.*

REVUE PHOTOGRAPHIQUE
DES HOPITAUX

Journal publié sous le patronage de l'administration de l'Assistance publique

PAR

A. DE MONTMÉJA ET BOURNEVILLE

La Revue photographique a pour objet de publier les cas les plus intéressants recueillis dans les hôpitaux de Paris.

Un mode d'illustration, tout à fait nouveau en médecine, nous permet de joindre à cette Revue des planches, dont la vérité est toujours supérieure à celle de tout autre genre d'iconographie.

La *Revue photographique* paraît du 1er au 5 de chaque mois, depuis janvier 1869. Chaque numéro se compose de 24 pages in-8 de texte avec figures dans le texte et de 3 planches photographiques.

L'année 1869, reliée en 1 vol. demi-chagrin non rogné et doré en tête. 25 fr.

CONDITIONS DE L'ABONNEMENT :

Six mois.	**Un an.**
FRANCE. 14 fr. — ÉTRANGER. 13 fr.	FRANCE. 20 fr. — ÉTRANGER. 25 fr.

Prix d'un numéro : 2 francs.

S'adresser, pour tout ce qui concerne l'administration, à M. Adrien DELAHAYE, libraire-éditeur, place de l'École-de-Médecine, à Paris ; pour la rédaction, à M. A. DE MONTMÉJA, 40, quai Jemmapes, à Paris.

Agenda-Formulaire des médecins-praticiens, publié sous la direction de M. le Dr BOSSU, paraissant tous les ans, du 1er au 10 décembre. 1 vol. in-18 de 400 pages, broché . . . . 1 fr. 75
Reliures depuis 3 fr. jusqu'à 9 fr.

Agenda-memento du médecin pour 1870, par M. FERRAND, pharmacien. 1 vol. in-18 de 256 pages, cart. . . . . 1 fr. 50

Almanach général de médecine et de pharmacie, pour la France, l'Algérie et les colonies, publié par l'administration de l'*Union médicale*, paraissant tous les ans du 1er au 10 décembre. 1 vol. in-12 d'environ 600 pages. . . . . 4 fr.

Annuaire général des sciences médicales, par le Dr CAVASSE. 5 vol. (années 1857, 1858, 1859, 1860 et 1862). Prix de la collection... 10 fr.

ALLARD. **De la thérapeutique hydrominérale des maladies constitutionnelles, et en particulier des affections tégumentaires externes**. In-8 de 74 pages. Paris, 1860.................... 2 fr.

ALLARD. **Du traitement de la phthisie pulmonaire par les eaux d'Auvergne**. In-8 de 56 pages. Paris, 1863.............. 1 fr. 50

ALMAGRO. **Étude clinique et anatomo-pathologique sur la persistance du canal artériel.** Mémoire accompagné de 3 planches, dont une coloriée. Paris, 1862.................................. 3 fr. 50

ALUISON. **Essai statistique sur la pathogénie de la folie.** Grand in-8 de 43 pages. Paris, 1866.................................. 1 fr. 50

AMYOT, médecin-dentiste, etc. **Odontologie.** Hygiène de la bouche. In-12 de 44 pages. Paris, 1867.................................. 1 fr.

ANCEL. **Des ongles au point de vue anatomique, physiologique et pathologique.** In-8 de 147 pages et 5 figures dans le texte. Paris, 1868.................................. 3 fr.

ANGER (B.) ET WORTHINGTON. **Mélanomes.** In-8 de 46 pages et 3 planches. Paris, 1866.................................. 1 fr. 50

ANNER. **Guide des mères et des nourrices**, ouvrage couronné par la Société protectrice de l'enfauce de Paris, en séance publique du 23 janvier 1870. 1 vol. in-18.................................. 2 fr.

ARTHUIS. **Traitement de la phthisie pulmonaire ou maladie de poitrine.** In-8 de 68 pages. 1869.................................. 1 fr.

AUDHOUI. **Pathologie générale de l'empoisonnement par l'alcool.** In-8 de 131 pages. Paris, 1868.................................. 2 fr.

AUBURTIN. **Recherches cliniques sur les maladies du cœur,** d'après les leçons de M. le professeur Bouillaud; précédées de *Considérations de philosophie médicale sur le vitalisme, l'organicisme et la nomenclature médicale,* par le professeur BOUILLAUD. 1 vol. in-8 de 448 pages... 3 fr. 50

AUBURTIN. **Recherches cliniques sur le rhumatisme articulaire aigu.** 1 vol. in-8. Paris, 1860.................................. 3 fr. 50

AUTELLET. **Les eaux thermales sulfureuses de Saint-Sauveur et de Hontalade.** 1 vol. in-8. 1869.................................. 3 fr.

AUZILHON. **Introduction à l'étude de l'ulcère simple.** In-8 de 134 p. avec une planche. 1869.................................. 2 fr. 50

AZÉMA. **De l'ulcère de Mozambique,** suivi d'un rapport lu à la Société de chirurgie de Paris, par M. Aug. CULLERIER, chirurgien de l'hôpital du Midi. In-8 de 87 pages. Paris, 1863.................................. 2 fr.

BASTARD. **Étude sur le traitement de la suette miliaire.** Avantage des bains tièdes. 1 vol. in-8 de 279 pages. Paris, 1867............ 4 fr. 50

BAUCHET, chirurgien des hôpitaux de Paris. **Des lésions traumatiques de l'encéphale.** Paris, 1860. In-8 de 200 pages............... 3 fr.

BAUCHET. **Du panaris et des inflammations de la main.** Paris, 1859. 1 vol. in-8, 2e édition, revue et augmentée.................. 3 fr. 50

BAUDOT (EDMOND). **Examen critique de l'incubation appliquée à la thérapeutique.** 1858. Grand in-8..................... 1 fr. 25

BAZIN, médecin de l'hôpital Saint-Louis, etc. **Leçons sur la scrofule,** considérée en elle-même et dans ses rapports avec la syphilis, la dartre et l'arthritis. 1 vol. in-8, 2ᵉ édition, revue et considérablement augmentée. Paris, 1861 .... 7 fr. 50

BAZIN. **Leçons théoriques et cliniques sur les affections cutanées parasitaires,** professées à l'hôpital Saint-Louis, rédigées et publiées par POUQUET, revues et approuvées par le professeur. 2ᵉ édition, revue et augmentée. 1 vol. in-8 orné de 5 planches sur acier. 1862 .... 5 fr.

BAZIN. **Leçons théoriques et cliniques sur la syphilis et les syphilides,** professées à l'hôpital Saint-Louis par le Dʳ BAZIN, publiées par le Dʳ DUBUC, revues et approuvées par le professeur. 2ᵉ édition considérablement augmentée. 1866. 1 vol. in-8 accompagné de 4 magnifiques planches sur acier, figures coloriées .... 10 fr.
Sépia .... 8 fr.

BAZIN. **Leçons théoriques et cliniques sur les affections cutanées de nature arthritique et dartreuse,** considérées en elles-mêmes et dans leurs rapports avec les éruptions scrofuleuses, parasitaires et syphilitiques, professées à l'hôpital Saint-Louis par le docteur BAZIN, rédigées et publiées par le docteur Jules BESNIER, revues et approuvées par le professeur. 2ᵉ édition considérablement augmentée. 1868, 1 vol. in-8..... 7 fr.

BAZIN. **Leçons théoriques et cliniques sur les affections cutanées artificielles et sur la lèpre, les diathèses, le purpura, les difformités de la peau,** etc., professées à l'hôpital Saint-Louis par le docteur BAZIN, recueillies et publiées par le docteur GUÉRARD, revues et approuvées par le professeur. Paris, 1862. 1 vol. in-8 .... 6 fr.

BAZIN. **Leçons sur les affections génériques de la peau,** professées à l'hôpital Saint-Louis par le docteur BAZIN, recueillies et publiées par les docteurs BAUDOT et GUÉRARD, revues et approuvées par le professeur. Paris, 1862 et 1865. 2 vol. in-8 .... 11 fr.
Le tome II se vend séparément .... 6 fr.

BAZIN. **Examen critique de la divergence des opinions actuelles en pathologie cutanée,** leçons professées à l'hôpital Saint-Louis par le docteur BAZIN, rédigées et publiées par le docteur LANGRONNE, revues et approuvées par le professeur. 1 vol. in-8. Paris, 1866........ . 3 fr. 50

BECQUEREL. **De la métrite folliculeuse ou granuleuse hémorrhagique ou des fongosités utérines,** d'après les leçons professées à l'hôpital de la Pitié. In-8 de 15 pages. Paris, 1860.............. 50 c.

BECQUEREL. **De l'empirisme en médecine.** Paris, 1844. 1 vol. in-8 de 82 pages .... 2 fr.

BECQUEREL. **Recherches sur la composition du sang dans l'état de santé et dans l'état de maladie,** par BECQUEREL et RODIER. Paris, 1843. In-8 de 128 pages .... 2 fr.

BECQUEREL. **Nouvelles recherches d'hématologie,** lues à l'Académie des sciences. Paris, 1852. In-8 de 54 pages .... 1 fr. 50

BECQUEREL. **De l'albuminurie et de la maladie de Bright.** Mémoire présenté à l'Académie impériale de médecine. Paris, 1856. In-8 de 44 pages .... 1 fr.

BECQUEREL. **Des applications de l'électricité à la pathologie.** Leçons faites à l'hôpital de la Pitié. Paris, 1856. In-8 de 52 pages........ 1 fr. 50

BECQUEREL. **De l'état puerpéral**; résumé d'une série de leçons cliniques faites à l'hôpital de la Pitié. Paris, 1857. In-8 de 43 pages..... 1 fr. 25

BECQUEREL. **Analyse du lait des principaux types de vaches, chèvres, brebis, bufflesses,** présentés au concours agricole universel de 1856. In-8 de 35 pages.. 75 c.

BECQUEREL. **Recherches sur les causes de phlegmasies chroniques de l'utérus,** la nature de l'état général morbide qui les accompagne, et le traitement qui leur convient. Paris, 1859. In-8 de 36 pages........ 75 c.

BELLOC. **De l'ophthalmie glaucomateuse,** son origine et ses divers modes de traitement. In-8 de 138 pages. Paris, 1867................ 3 fr.

BENNI. **Recherches sur quelques points de la gangrène spontanée** (accidents inopexiques et endartérite hypertrophique). In-8 de 140 pages. Paris, 1867.. 2 fr. 50

BERGEON. **Des causes et du mécanisme du bruit de souffle.** In-8 de 108 pages et 40 figures. Paris, 1868.............................. 3 fr.

BERGEON. **Théorie des bruits physiologiques de la respiration.** In-8 de 20 pages. 1869.. 1 fr.

BERGEON. **Recherches sur la physiologie médicale de la respiration** à l'aide d'un nouvel appareil enregistreur, l'Anapnographe (Spiromètre écrivant). 1er fascicule : **Description de l'anapnographe, ses applications. Considérations générales sur les voies respiratoires; rôle de la glande lacrymale dans la respiration.** In-8 de 100 pages avec figures intercalées dans le texte.................................. 3 fr.

BÉRENGER-FÉRAUD, médecin principal de la marine. **Des fractures en V** au point de vue de leur gravité et de leur traitement. In-8 de 50 pages, 1864.. 1 fr. 50

BÉRENGER-FÉRAUD. **Traité de l'immobilisation directe des fragments osseux dans les fractures.** 1 vol. in-8 de 744 pages avec 102 figures intercalées dans le texte. 1869.................................... 10 fr.

BERNARD. **Étude sur la fièvre typhoïde.** In-8 de 95 pages. Paris, 1865.. 2 fr.

BERGERON (Georges). **Recherches sur la pneumonie des vieillards** (pneumonie lobaire aiguë). In-8 de 80 p. et 1 tableau. Paris, 1866. 2 fr. 50

BERNADET (Ch.). **Du catarrhe de la vessie chez les femmes réglées.** In-8 de 112 pages. Paris, 1865.............................. 2 fr. 25

BERRUT. **De la constriction permanente des mâchoires et des moyens d'y remédier.** In-8 de 59 pages. Paris, 1867............ 1 fr. 50

BERTIN, professeur agrégé à la Faculté de médecine de Montpellier. **De la Ménopause,** considérée principalement au point de vue de l'hygiène. In-8 de 179 pages. Paris, 1866.. 3 fr.

BERTIN. **Étude pathogénique de la glucosurie.** In-8 de 90 pag. 2 fr.

BERTIN. **Étude pathogénique de la glucosurie,** embrassant l'histoire, les causes, la nature et le traitement de ce symptôme morbide. In-4 de 80 pages. Paris, 1866.. 2 fr.

BERTIN. **La tuberculose**, in-8, 1868 .... 1 fr.

BERTIN. **Étude clinique de l'emploi et des effets du bain d'air comprimé dans le traitement des maladies de poitrine**, etc., 2e édition. 1 vol. in-8 de 741 pages et 1 planche. 1868 .... 7 fr. 50

BERTIN. **Étude critique de l'embolie dans les vaisseaux veineux et artériels**. 1 vol. in-8 de 492 pages. 1869 .... 8 fr.

BERTHOLLE. **Des corps étrangers dans les voies aériennes**. In-8 de 127 pages. Paris, 1866 .... 2 fr.

Mémoire couronné par l'Académie impériale de médecine.

BESNIER (Jules). **Recherches sur la nosographie et le traitement du choléra épidémique**, considéré dans ses formes et ses accidents secondaires (épidémies de 1865 et 1866). In-8 de 192 pages, avec figures intercalées dans le texte. Paris, 1867 .... 3 fr. 50

BEYRAN. **De l'uréthrotomie dans le traitement des rétrécissements de l'urèthre**, indications et contre-indications. In-8 de 19 pages. 1865 .... 75 c.

Mémoire récompensé par l'Académie impériale de médecine.

BEYRAN. **Leçons sur les maladies des voies urinaires**. In-8 de 35 pages. Paris, 1866 .... 1 fr. 25

BEYRAN. **Diagnostic différentiel des affections du testicule**, leur symptomatologie et leur traitement. In-4. 1850 .... 1 fr. 25

BIDLOT. **Études sur les diverses espèces de phthisie pulmonaire et sur le traitement applicable à chacune d'elles**. 1 vol. in-8° de 253 pages. Paris, 1868 .... 4 fr.

BIVORT. **Observations et études sur les causes, la prophylaxie et le traitement de la fièvre typhoïde**. In-8. 1867 .... 2 fr.

BLANC. **De l'action du soufre et des sulfureux dans le traitement de la syphilis**. In-8 de 47 pages. Paris, 1867 .... 1 fr. 50

BOIS. **Thérapeutique de la méthode des injections sous-cutanées**. Paris, 1864. In-8 de 32 pages .... 1 fr.

BONNET. **La Truffe**. Étude sur les truffes comestibles au point de vue botanique, entomologique, forestier et commercial. Grand in-8 de 144 pages. 1869 .... 3 fr. 50

BONNIÈRE. **Essai théorique et pratique sur la blennorrhagie de nature rhumatismale**. In-8 de 48 pages. Paris, 1866 .... 1 fr. 50

BOSSU (A.), médecin en chef de l'infirmerie Marie-Thérèse, etc. **Anthropologie**, ou étude des organes, fonctions, maladies de l'homme et de la femme, etc. 6e édition. 2 vol. et atlas. Avec figures noires .... 15 fr.

Avec figures coloriées .... 24 fr.

BOSSU. **Traité des plantes médicinales indigènes**, précédé d'un cours de botanique. 2e édition. 2 vol. in-8 et atlas. Paris, 1862. Avec figures noires .... 13 fr.

Avec figures coloriées .... 22 fr.

BOTTENTUIT. **Des gastrites chroniques**. In-8 de 102 pages. 1869. 2 fr.

BOTTENTUIT. **Des diathèses chroniques et de leur traitement par les eaux de Plombières**. In-8, 1870 .... 2 fr.

BOUCHAUD, ancien interne de la Maternité de Paris. **De la mort par inanition et études expérimentales sur la nutrition chez le nouveau-né.** In-8 de 128 pages et 4 tableaux. Paris, 1864....... 2 fr. 50

BOURDY. **Des tumeurs fibro-plastiques sous-cutanées des membres.** In-8. 1868.. 1 fr. 50

BOURGOIN, agrégé à l'École de pharmacie de Paris. **Chimie organique des alcalis organiques.** In-8 de 115 p. 1869.............. 3 fr.

BOURGOIN **Électrochimie. Nouvelles recherches électrolytiques.** In-8. 1868.. 1 fr. 50

BOURGOUGNON, préparateur de chimie aux Gobelins. **Notes pour servir à l'étude de la coralline.** Brochure in-8 de 16 pages. 1870..... 75 c.

BOURNEVILLE et GUÉRARD. **De la sclérose en plaques disséminées.** 1 vol. in-8 de 240 pages avec 10 fig. et une planche coloriée. 1869. 4 fr.

BOURJEAURD (P.). **De la compression élastique et de son emploi en médecine et en chirurgie.** Grand in-8. Paris, 1860...... 1 fr. 50

BOURREAU. **Choléra, mode de propagation et moyens préservatifs.** In-8. 1868.. 1 fr. 50

BOURROUSSE DE LAFFORE. **Des taches de la cornée**, et des moyens de les faire disparaître. Grand in-8 de 36 pages. 1860......... 1 fr. 50

BOUSSEAU. **Des rétinites secondaires ou symptomatiques.** 1 vol. in-8 avec 4 planches en chromo-lithographie. 1868................. 5 fr.

BOYER (Jules). **Guérison de la phthisie pulmonaire**, et moyens de prévenir cette maladie à l'aide d'un traitement nouveau. 8e édition. Paris, 1869. In-8 de 112 pages .... 1 fr. 50

BRAVAIS. **Du rôle de la choroïde dans la vision.** In-8 de 67 pages. 1869.. 1 fr. 50

BRÉBANT. **Choléra épidémique**, considéré comme affection morbide personnelle, physiologie pathologique et thérapeutique rationnelle. 1 vol. in-8. 1868.. 5 fr.

BRÉBANT. **Principe de physiologie pathologique appliquée.** In-8 de 114 pages. Paris, 1867.. 2 fr.

BRICHETEAU. **De la saignée, effets physiologiques et indications thérapeutiques.** In-8, 1868.......................... 1 fr. 50

BROCA (Paul), professeur agrégé de la Faculté de médecine de Paris, chirurgien des hôpitaux, etc. **Études sur les animaux ressuscitants.** Paris, 1860. In-8 avec figures gravées.......................... 3 fr.

BRUC (De). **Formulaire médical des familles.** 1 vol. in-12 de 595 pages. 1869.. 5 fr.

CABOT. **De la tarsalgie ou arthralgie tarsienne des adolescents.** In-8 de 92 pages. Paris, 1866 .... 2 fr.

CAISSO (B.). **Recherches cliniques et anatomo-pathologiques sur la fièvre typhoïde.** 1 vol. in-8 de 335 pages. Paris, 1864.......... 5 fr.

CAISSO. **Des progrès que la thérapeutique doit à la physiologie expérimentale.** In-8 de 100 pages. 1869................... 2 fr.

CAIZERGUES. **Du névrome,** observations et réflexions. Paris, 1867. In-8 de 113 pages.... 2 fr. 50

CARBONELL. **De l'uréthrotomie externe.** Paris, 1866. In-8 de 52 pages.... 1 fr. 50

CARCASSONNE. **Un cas de hoquet grave.** 1868.... 75 c.

CARESME. **Recherches cliniques relatives à l'influence de la grossesse sur la phthisie pulmonaire.** In-8 de 151 pages. Paris, 1866. 3 fr.

CARRE, lauréat de l'Académie impériale de médecine de Paris. **Recherches nouvelles sur l'ataxie locomotrice progressive** (myélophthisie ataxique), considérée surtout au point de vue de l'anatomie et de la physiologie pathologique. 1 vol. grand in-8 de 350 pages, accompagné de 3 planches lithographiées. Paris, 1865.... 6 fr.

CARRIÈRE. **De la tumeur hydatique alvéolaire** (tumeur à échinocoques multiloculaire), in-8 de 190 pages, avec 1 planche en chromo-lithographie. Paris, 1868.... 3 fr. 50

CASTAN. **Compte rendu des principales maladies** observées dans le service de la clinique médicale de Montpellier. Montpellier, 1867. In-8 de 94 pages.... 2 fr.

CASTAN. **Utilité de la pathologie générale.** In-8.... 1 fr.

CASTELLANOS. **De l'hypertrophie du ventricule gauche.** In-8. 1868. 1 fr. 25

CASTIER. **Étude clinique sur le sarcocèle tuberculeux.** Paris, 1866. In-8 de 47 pages.... 1 fr. 50

CAULET, médecin-inspecteur des eaux, etc. **Remarques sur l'action sédative immédiate des sources ferrugineuses de Forges-les-Eaux.** In-8. 1868.... 1 fr.

CAULET. **Notice sur les sources ferrugineuses de l'établissement thermal de Forges-les-Eaux.** Paris, 1867. In-8 de 56 pages. 1 fr. 50

CAUVY. **Des fractures du crâne.** 1 vol. in-8 avec 3 planches photographiées. 1868.... 5 fr.

CAYRADE. **Recherches critiques et expérimentales sur les mouvements réflexes.** 1 vol. in-8 de 185 pages. Paris, 1864.... 3 fr. 50

CAYRADE. **Études sur les poisons convulsivants de la picrotoxine.** 1866, in-8 de 31 pages.... 1 fr.

CAYRADE. **La localisation des mouvements réflexes.** In-8 de 16 p. 1868.... 50 c.

CAZENAVE DE LA ROCHE. **Dix-sept années de pratique aux Eaux-Bonnes.** Paris, 1867. 1 vol. in-8 de 230 pages.... 3 fr. 50

CAZENAVE (A.), ancien médecin de l'hôpital Saint-Louis. **Pathologie générale des maladies de la peau,** 1 vol. in-8. 1868.... 7 fr.

CAZENAVE (A.). **Compendium des maladies de la peau et de la syphilis.** Cet ouvrage sera publié par fascicules de 160 pages environ, qui paraîtront tous les deux mois; les 1er et 2e sont en vente. Prix de chaque 3 fr.

*

CHABRAND, médecin de l'hôpital civil de Briançon, etc. **Du goître et du crétinisme endémiques et de leurs véritables causes**. Paris, 1864. In-8 de 92 pages.......... 2 fr.

CHALVET. **Physiologie pathologique de l'inflammation**. In-8 de 128 p. 1869.......... 2 fr. 50

CHALVET. **Note sur les altérations des humeurs par les matières dites extractives**. In-8 de 34 pages. 1869.......... 1 fr. 50

CHANCEREL. **Historique de la gymnastique médicale** depuis son origine jusqu'à nos jours. In-8 de 70 pages. Paris, 1864.......... 2 fr.

CHANTREUIL. **Étude sur les déformations du bassin chez les cyphotiques au point de vue de l'accouchement**. In-8 de 167 pages et figures dans le texte. 1869.......... 3 fr.

CHARAZAC, docteur en médecine, etc. **La clef du diagnostic**, ou *vade mecum* de l'élève et du praticien. Séméiologie, description, traitement. 1866, 1 vol. in-12 de 470 pages.......... 5 fr.

CHARCOT, professeur agrégé à la Faculté de médecine de Paris, médecin de l'hospice de la Salpêtrière, etc. **Leçons cliniques sur les maladies des vieillards et les maladies chroniques**, recueillies et publiées par le docteur Ball, professeur agrégé à la Faculté de médecine de Paris, etc. 1868. 1 vol. in-8 avec figures intercalées dans le texte, et 3 planches en chromolithographie, avec un joli cartonnage en toile.......... 6 fr. 50
2e série, publiée par le docteur Ch. Bouchard. Deux fascicules sont en vente.
Prix du 1er fascicule.......... 1 fr.
Prix du 2e fascicule.......... 2 fr.

CHARCOT. **De la pneumonie chronique**. In-8 de 67 pages et une planche gravée sur acier. Paris, 1860.......... 2 fr.

CHARCOT. **L'intoxication saturnine exerce-t-elle une influence sur le développement de la goutte ?** Paris, 1863.......... 50 c.

CHARCOT. **Sur la claudication intermittente** observée dans un cas d'oblitération complète de l'une des artères iliaques primitives. In-8, 1859.......... 50 c.

CHARLE. **Des ulcérations de la langue dans la coqueluche**. In-8 de 34 pages. Paris, 1864.......... 1 fr.

CHARPENTIER. **Des maladies du placenta et des membranes**. In-8 de 168 pages. 1869.......... 3 fr. 50

CHÉDEVERGNE. **De la fièvre typhoïde et de ses manifestations congestives**, inflammatoires et hémorrhagiques vers les principaux appareils de l'économie (cerveau, moelle, poumons, etc.), stéatose du foie. 1 vol. in-8 de 238 pages. Paris, 1864.......... 3 fr. 50

CHÉDEVERGNE. **Du traitement des plaies chirurgicales et traumatiques** par les pansements à l'alcool (eau-de-vie camphrée). In-8 de 39 pages. Paris, 1864.......... 1 fr. 25

CHÉRON. **Observations et recherches** sur la folie consécutive aux maladies aiguës. In-8 de 104 pages. 1866.......... 2 fr.

CHÉRON et MOREAU-WOLF. **Des services que peuvent rendre les courants continus constants dans l'inflammation**, l'engorgement et l'hypertrophie de la prostate, in-8 de 91 pages, 1870 .... 1 fr.

CHEVALIER (Arthur). **L'étudiant micrographe.** Traité théorique et pratique du microscope et des préparations. Ouvrage orné de planches représentant 300 infusoires et de 200 figures dans le texte. 2ᵉ édition, augmentée des applications à l'étude de l'anatomie, de la botanique et de l'histologie, par MM. Alphonse de Brébisson, Henri van Heurck et G. Pouchet. 1 vol. in-8 de 563 pages. 1865 .... 7 fr. 50

CHEVALIER. **Manuel de l'étudiant oculiste,** traité de la construction et de l'application des lunettes pour les affections visuelles. 1 vol. in-18 jésus de 300 pages et 90 figures intercalées dans le texte. Paris, 1868 .... 3 fr.

CHRISTOT. **Recherches anatomiques et physiologiques sur la moelle des os longs.** In-8 de 160 pages. Paris, 1865 .... 3 fr.

CHOMEL. **Recherches sur les altérations des reins dans le rhumatisme aigu.** In-8, 1868 .... 1 fr. 50

CIAUDO. **De la pneumonie caséeuse.** In-8, 1868 .... 1 fr. 50

CHOYAU. **Des bruits pleuraux et pulmonaires dus aux mouvements du cœur.** In-8 de 71 pages. 1869 .... 1 fr. 50

CLAPARÈDE. **Études sur les bains de mer,** conseils aux baigneurs. In-8. Paris, 1865 .... 1 fr. 50

COLOMBEL. **Recherches sur l'arthrite sèche.** Mémoire in-4 de 120 pages. Paris, 1862 .... 2 fr.

COMBES (E). **De l'état actuel de la médecine et des médecins en France** avec un plan de réforme complète d'une situation qui blesse à la fois les intérêts de l'État, des médecins et des malades. 1 vol. in-12 de 464 pages. 1869 .... 4 fr.

Comptes rendus des séances et Mémoires de la Société de Biologie. 1ʳᵉ série, tome III avec planches, fig. noires et coloriées. 15 fr.

—	— IV	10 fr.
—	— V	7 fr.
2ᵉ série.	5 vol. à	5 fr.
3ᵉ —	5 vol. à	5 fr.
4ᵉ —	tomes I à III	5 fr.
4ᵉ —	tome IV	7 fr.
4ᵉ —	tome V	7 fr.

NOTA. — Les 2ᵉ et 3ᵉ séries, et les t. Iᵉʳ à III de la 4ᵉ série pris ensemble, 13 volumes avec planches noires et coloriées .... 50 fr.

CONSTANS, inspecteur général du service des aliénés. **Relation sur une épidémie d'hystéro-démonopathie** en 1861. 2ᵉ édition, in-8 de 130 pages. Paris, 1863 .... 2 fr.

CORNARO. **L'art de vivre longtemps et en bonne santé,** traduit de l'italien de L. Cornaro, sur l'édition de 1646, par le Dʳ J. Patezon, médecin inspecteur des eaux de Vittel. Paris, 1861, in-8 de 44 pages .... 1 fr.

COSTE. **Étude clinique sur le cancer de l'œil.** In-8 de 115 pages. Paris, 1866 .... 2 fr. 50

COSTE. **Statistique et topographie médicales des campagnes**. In-8 de 55 pages. 1869.. 1 fr. 50

COUDEREAU. **Recherches chimiques et physiologiques sur l'alimentation des enfants**. In-8 de 112 p. et 3 tableaux. 1869... 3 fr.

CULLERIER, chirurgien de l'hôpital du Midi, etc. **Des affections blennorrhagiques : Leçons cliniques** professées à l'hôpital du Midi, recueillies et publiées par le Dr Royet, suivies d'un Mémoire thérapeutique, revues et approuvées par le professeur. Paris, 1861. 1 vol. in-8 de 248 pages. 4 fr.

DACOROGNA. **De l'influence des émanations volcaniques** sur les êtres organisés particulièrement, étudiée à Santorin pendant l'éruption de 1866. In-8 de 159 pages. 1867................................ 3 fr.

DANCEL (physiologie appliquée). **Les formes du corps humain corrigées**, et par suite les facultés intellectuelles perfectionnées par l'hygiène. In-8 de 115 pages. Paris, 1865............................ 2 fr.

DANCEL. **Hygiène.** Nouveaux préceptes pour diminuer l'embonpoint sans altérer la santé, avec 3 photographies. 1867.................... 5 fr.

DANCEL. **De l'influence des boissons et de l'alimentation aqueuse dans la production du lait**. In-8 de 16 pages, 1866.......... 50 c.

DANIS. **Études sur la dysentérie** au point de vue de l'étiologie, de la nature et du traitement, suivies de considérations générales sur toute une classe de maladies, les septicémies ou maladies par empoisonnement du sang. In-8 de 104 pages. Valenciennes, 1862.......................... 2 fr.

DANIS (Léon). **D'un signe certain et immédiat de la mort réelle.** 1869.. 50 c.

DANTON (A.). **Essai sur les hémorrhagies intra-oculaires**. Grand in-8 de 82 pages. Paris, 1864.................................. 2 fr.

DARBEZ. **Des lipomes et de la diathèse lipomateuse.** In-4 de 56 p. 1869.. 1 fr. 50
Avec 3 photographies.................................... 3 fr. 50

DAUDÉ. **Traité de l'érysipèle épidémique.** 1 vol. in-8 de 344 pages, 1867. *Ouvrage récompensé par l'Académie impér. de médecine.* 5 fr. 50

DAVREUX. **Considérations cliniques sur le choléra,** principalement au point de vue du pronostic et du traitement. In-8 de 81 pages, 1867. 2 fr.

DAVREUX. **Essai d'interprétation de l'action évacuante du tartre stibié.** 2e édition. In-8 de 98 pages. 1869.................... 2 fr.

DEBOUT, médecin inspecteur. **Des eaux minérales de Contrexéville** et de leur emploi dans le traitement de la goutte, la gravelle et le catarrhe vésical. in-8, 1870.. 2 fr.

DECLAT. **Nouvelles applications de l'acide phénique en médecine et en chirurgie,** aux affections occasionnées par les mycrophytes, les microzoaires, les virus, les ferments, etc. 1 vol. in-8, de 200 pages. Ouvrage orné de 6 photographies. Paris, 1865.............................. 5 fr.

DECLAT. **Observations sur la curation des maladies organiques de la langue**, précédées de considérations sur les causes et le traitement des affections cancéreuses en général. 1 fort vol. in-8,.................. 8 fr.

DECORI. **Relation de l'épidémie de choléra de 1865,** à l'hôpital Saint-Antoine. In-8 de 91 pages. Paris, 1866.................... 2 fr.

DECORNIÈRE. **Essai sur l'endocardite puerpérale.** In-8 de 120 pages. 1869.. 2 fr. 50

DEHOUX. **Du mouvement organique et de la synthèse animale.** Paris, 1861. In-8 de 132 pages........................ 2 fr. 50

DELEAU, médecin en chef à la Roquette. **Traité pratique sur les applications du perchlorure de fer en médecine.** 1 vol. in-8 de 272 pages. 1860.. 4 fr.

DELFAU. **Déontologie médicale.** Devoirs et droits des médecins vis-à-vis de l'autorité, de leurs confrères et du public. Ouvrage couronné. 1 vol. in-12 de 316 pages. Paris, 1868................................ 4 fr.

DELMAS et SENTEX. **Recherches expérimentales sur l'absorption des liquides à la surface et dans la profondeur des voies respiratoires.** In-8 de 136 pages. 1869...................... 3 fr.

DELMONT. **Des varices des membres inférieurs.** In-8 de 73 pages. 1869.. 1 fr. 75

DELSOL. **Du mal perforant du pied.** In-8 de 67 pages, 1864. 1 fr. 50

DELZENNE. **Des doctrines et des connaissances nouvelles en syphiliographie.** In-8 de 84 pages, 1867........................ 2 fr.

DENAMIEL. **Traité de la lithotlibie, nouvelle méthode d'écrasement des calculs vésicaux.** 1 vol. in-8. 1868............. 3 fr.

DEPAUL, professeur de clinique d'accouchements à la Faculté de médecine de Paris, membre de l'Académie impériale de médecine. **Nouvelles recherches sur la véritable origine du virus vaccin.** In-8 de 47 pages. Paris, 1864.................................... 1 fr. 25

DEPAUL. **De l'origine réelle du virus vaccin.** Réponse aux objections qui ont été faites à mes nouvelles recherches sur la véritable origine du virus vaccin. Paris, 1864. In-8 de 43 pages...................... 1 fr. 25

DEPAUL. **La syphilis vaccinale** devant l'Académie impériale de médecine. In-8 de 86 pages. Paris, 1865................................ 2 fr.

DEPAUL. **De l'oblitération complète du col de l'utérus chez la femme enceinte,** et de l'opération qu'elle réclame. In-8 de 47 pages. Paris, 1860.. 1 fr. 25

DEPRAZ. **Hamman de Nice; bains turcs; turkish bath; gymnases des Grecs; thermes de Rome.** Guide du baigneur. 3e édition. In-12 de 32 pages. 1869.................................... 60 c.

DESLÉONET. **Théorie générale des instruments à vent,** thèse présentée au concours pour l'agrégation (section des sciences physiques). In-8 de 80 pages. Paris, 1863.............................. 1 fr. 50

DESNOS, médecin du bureau central des hôpitaux de Paris, etc. **De l'état fébrile.** In-8 de 112 pages. Paris, 1866........................ 2 fr.

DESPONTS. **Traitement de l'héméralopie par l'huile de foie de morue à l'intérieur.** In-8 de 63 pages. Paris, 1863.......... 1 fr. 50

DESPRÉS (A.), professeur agrégé de la Faculté de médecine de Paris, chirurgien des hôpitaux, etc. **Des tumeurs des muscles.** In-8 de 142 p., 1866.. 3 fr. 50

DESPRÉS (A). **Traité du diagnostic des maladies chirurgicales** (Diagnostic des tumeurs). 1 vol. in-8 de 400 pages, avec figures dans le texte. 1868.. 6 fr.

DESPRÉS (A.). **Traité de l'érysipèle.** 1 vol. in-8 de 224 pages. Paris, 1862.. 3 fr. 50

DESPRÉS (A.). **De la hernie crurale.** In-8 de 188 pages. Paris, 1863. 3 fr.

DEVALZ, médecin consultant aux Eaux-Bonnes. **De l'action des Eaux-Bonnes dans le traitement des affections de la gorge et de la poitrine.** In-8 de 167 pages. Paris, 1865.................. 2 fr. 50

DODEUIL. **Recherches sur l'altération sénile de la prostate et sur les valvules du col de la vessie.** In-8 de 108 p., Paris, 1866.. 2 fr. 50

DOLBEAU, professeur à la Faculté de médecine de Paris, chirurgien des hôpitaux, etc. **Traité pratique de la pierre dans la vessie.** 1 vol. in-8 de 424 pages, avec 14 figures dans le texte. Paris. 1864.............. 7 fr.

DOLBEAU. **De l'emphysème traumatique.** 1860. In-8............ 2 fr.

DOLBEAU. **De l'épispadias,** ou fissure uréthrale supérieure et de son traitement. Paris, 1861. In-4 de 35 pages et 44 planches représentant douze sujets.. 5 fr.

DOYÈRE. **Mémoire** sur la respiration et la chaleur humaine dans le choléra. Grand in-8, 1863.. 3 fr.

DRASCH. **Maladies du foie et de la rate,** d'après des observations faites dans les pays riverains du bas Danube, 1860. In-8 de 62 pages.. 1 fr. 50

DUBLANCHET. **Étude clinique sur les plaies du globe oculaire.** Grand in-8 de 124 pages. Paris, 1866.. 3 fr.

DUBREUIL. **Des indications que présentent les luxations de l'astragale.** Mémoire in-4 de 41 pages et 1 planche, 1864.................. 2 fr.

DUBREUIL. **De l'iridectomie.** In-8 de 89 pages. 1866.................. 2 fr.

DUBREUIL. **Catalogue des mollusques terrestres et fluviatiles de l'Hérault.** In-8 de 108 pages. 1869.. 4 fr.

DUBREUIL (Georges). **Du ténia** au point de vue de ses causes et particulièrement de l'une d'elles, l'usage alimentaire de viande de bœuf crue. In-8 de 64 pages. 1869.. 1 fr. 50

DUBUC (Alfred). **Des syphilides malignes précoces.** 1 vol. in-8 de 154 pages. Paris, 1864.. 3 fr.

DUBUISSON. **Des effets de l'introduction dans l'économie des produits septiques et tuberculeux.** In-8 de 72 pages et une planche. 1869.. 1 fr. 50

DUCELLIER. **Étude clinique sur la tumeur à échinocoques multiloculaires du foie et des poumons.** In-8 de 19 pages, avec 2 planches chromolithographiées, 1868.. 1 fr. 50

DUGUET. **De la hernie diaphragmatique congénitale.** In-8 de 100 pages, avec 2 planches. 1866.. 3 fr.

DUMONT (de Monteux), ancien médecin de la maison centrale du mont Saint-Michel, etc. **Testament médical philosophique et littéraire**, ouvrage destiné non-seulement aux médecins et aux hommes de lettres, mais encore à toutes les personnes éclairées qui souffrent d'une manière occulte, publié par une commission composée de : MM. Davaine, président ; docteurs Blatin, Bourguignon, Cabanellas, Cerise, Foissac, Godin, avocat, baron Larrey, docteur Amédée Latour et docteur Moreau (de Tours). 1 beau vol. in-8 de 636 pages. Paris, 1865........ 8 fr.

DUMOULIN, médecin-inspecteur des eaux de Salins, etc. **De l'action reconstituante des eaux de Salins.** In-8 de 148 pages. Paris, 1865. 2 fr. 50

DUMOULIN. **Des conditions pathogéniques de la phthisie au point de vue de son traitement** par les eaux minérales. In-8 de 40 pages. Paris, 1865........ 1 fr.

DUPASQUIER. **Le médecin, ou traité de l'organisation et de la conservation de l'homme**, résumant d'une manière complète et succincte l'anatomie, la physiologie, l'hygiène, la pathologie et la thérapeutique. 1 vol. in-12. 1866........ 3 fr.

DUPERRAY. **Étude sur la cirrhose du foie.** 1 vol. in-8. 1868.... 2 fr.

DUPOUY. **Étude sur l'action physiologique et thérapeutique** des bains de mer froids, in-8. Paris, 1868........ 1 fr. 50

DUPUY (Paul). **Essai critique et théorique de philosophie médicale.** Paris, 1864. In-8 de 414 pages........ 6 fr.

DUPUY (Paul). **Transformation des forces**, chaleur et mouvement musculaire, unité des phénomènes naturels. In-8 de 70 pages, 1867.... 2 fr.

DURAND. **Des anévrysmes du cerveau** considérés principalement dans leurs rapports avec l'hémorrhagie cérébrale, in-8 de 129 pages avec 4 figures intercalées dans le texte. Paris, 1868........ 2 fr. 50

DURIAU, ancien chef de clinique de la Faculté de médecine de Paris. **Hygiène des bains de mer**, précédée de considérations sur les bains en général. In-8 de 40 pages. Paris, 1865........ 1 fr. 25

DURIAU. **Parallèle du typhus et de la fièvre typhoïde.** 1855. In-8 de 55 pages........ 1 fr. 25

DURIAU. **Étude clinique sur l'apoplexie de la moelle épinière et sur les paralysies des extrémités inférieures.** 1859. Grand in-8 de 24 pages........ 75 c.

DURIAU. **Étude clinique et médico-légale** sur l'empoisonnement par la strychnine. In-8 de 19 pages. Paris, 1862........ 50 c.

DURIAU et Maximin LEGRAND. **De l'apéliose rhumatismale**, ou Érythème noueux rhumatismal. 1858. In-8 .... 50 c.

DUKERLEY. **Notice sur les mesures de préservation prises à Batna** (Algérie) pendant le choléra de 1867 et sur leurs résultats. In-8 avec une carte gravée indicative du territoire préservé, 1868........ 2 fr. 50

DUSART. **Recherches expérimentales sur le rôle physiologique et thérapeutique du phosphate de chaux.** 1 vol. in-12 de 158 pages. 1870........ 2 fr.

ESSARCO. **Faits et raisonnements établissant la véritable théorie des mouvements et des bruits du cœur.** In-4 de 66 pages. Paris, 1864.. 2 fr.

ESTRADÈRE. **Du massage** : son historique, ses manipulations, ses effets physiologiques et thérapeutiques. 1 vol. grand in-8 de 168 pages. Paris, 1863.. 3 fr. 50

FABRE, professeur suppléant à l'École de médecine de Marseille, etc. **La chlorose.** Leçons recueillies par M. Suzini, etc. In-8 de 91 pages, 1867.. 2 fr.

FABRE. **Des moyens de progrès en thérapeutique.** Paris, 1861. Grand in-8 de 306 pages.. 3 fr. 50

FABRICIUS. **Lettres d'un matérialiste** à Mgr Dupanloup. In-8... 60 c.

FABRICIUS. **Dieu, l'homme et ses fins dernières.** Études médico-psychologiques. 2e édition. In-8 de 100 pages. 1869.............. 2 fr.

FAJOLE (De), médecin de l'Hôtel-Dieu de Saint-Geniez, etc. **La santé des femmes**, manuel d'hygiène et de médecine domestique, spécialement écrit pour les mères de famille et les personnes qui s'occupent de l'éducation des jeunes filles. 1 vol. in-12 de 426 pages. Paris, 1864....... 3 fr. 50

FAJOLE (De). **De la migraine** : sa nature et son traitement. In-8. 1868. 2 fr.

FANO, professeur agrégé à la Faculté de médecine de Paris, etc. **Traité pratique des maladies des yeux**, contenant des résumés d'anatomie des divers organes de l'appareil de la vision. Illustré d'un grand nombre de figures intercalées dans le texte et de 20 dessins en chromolithographie. 1866. 2 vol. in-8.. 17 fr.

FANO. **Traité élémentaire de chirurgie.** 2 vol. in-8 avec figures dans le texte. Tome Ier complet. 1 fort vol. in-8 avec figures dans le texte. 1869.. 13 fr.
Le tome II, première partie. 1 vol. avec fig. 1870.............. 6 fr.

FAURE. **Considérations pratiques sur l'anesthésie obstétricale.** In-8 de 62 pages. Paris, 1866.. 1 fr. 50

FERDUT. **De l'avortement au point de vue médical, obstétrical, médico-légal et théologique.** In-8 de 110 pages. Paris, 1865. 2 fr.

FERRY DE LA BELLONE (de). **Étude médico-légale sur la commotion du cerveau.** In-4 de 91 pages. Paris, 1864............. 2 fr.

FISCHER. **Des soins consécutifs à la trachéotomie.** Paris, 1863. In-8 de 40 pages.. 1 fr. 25

FISCHER et BRICHETEAU. **Traitement du croup**, ou angine laryngée diphthéritique. 2e édition, revue et augmentée. In-8 de 120 pages. Paris, 1863.. 2 fr. 50

FOLLIN, professeur agrégé, chargé du cours de clinique des maladies des yeux à la Faculté de médecine de Paris, chirurgien de l'hôpital du Midi, etc. **Leçons sur les principales méthodes de l'exploration de l'œil malade**, et en particulier sur l'application de l'ophthalmoscope au diagnostic des maladies des yeux, rédigées et publiées par LOUIS THOMAS, interne des hôpitaux, revues et approuvées par le professeur. Paris, 1863.

1 vol. in-8 de 300 pages avec 70 figures dans le texte, et 2 planches en chromolithographie, dessinées par Lackerbauer.................. 7 fr.

FONT-RÉAULX (de). **Localisation de la faculté spéciale du langage articulé.** In-4 de 106 pages. Paris, 1866.................. 2 fr. 50

FORGET, professeur à la Faculté de médecine de Strasbourg, etc. **Mémoire sur la chorionitis,** ou la sclérostinose cutanée. In-8 de 22 pages. Paris, 1847.. 1 fr.

FORGET. **Fragment d'histoire contemporaine.** In-8 de 16 pages. Strasbourg, 1863.. 50 c.

FORGET. **De la péritonite** par perforation de l'appendice iléo-cæcal. Strasbourg, 1853. In-8 de 15 pages.............................. 50 c.

FORGET. **Recherches cliniques sur l'emploi de la teinture de fleur de colchique** dans le rhumatisme articulaire simple ou goutteux et les névralgies. Paris, 1864. In-8 de 23 pages........................ 50 c.

FORGET. **Aperçu clinique sur la phthisie calculeuse primitive (non tuberculeuse).** Paris, 1854. In-8 de 12 pages.................. 50 c.

FORGET. **De l'utilité des observations météorologiques.** Paris, 1854. In-8 de 19 pages.. 50 c.

FORGET. **De la statistique appliquée à la thérapeutique.** Strasbourg, 1854. In-8 de 28 pages.................................... 50 c.

FORGET. **De la philosophie médicale devant l'Académie.** Strasbourg, 1855. In-8 de 20 pages...................................... 50 c.

FORGET. **Études cliniques sur les scrofules.** Strasbourg, 1859. In-8 de 23 pages.. 50 c.

FORGET. **Recherches historiques et cliniques sur l'état du sang dans l'entérite folliculeuse** (fièvre typhoïde). Paris. In-8 de 28 p. 50 c.

FORT, docteur en médecine, ancien interne des hôpitaux de Paris, etc. **Traité élémentaire d'histologie.** Paris, 1863. In-8 de 336 pages... 5 fr. 50

FORT. **Anatomie descriptive et dissection,** contenant un précis d'embryologie, la structure microscopique des organes et celle des tissus. 2e édition très-augmentée. 3 vol. in-12 avec 662 figures intercalées dans le texte. 1868.. 25 fr.

FORT. **Anatomie et physiologie du poumon,** considéré comme organe de sécrétion. In-8 de 106 pages avec 40 figures intercalées dans le texte. 1867.. 2 fr. 50

FORT. **Manuel de pathologie et de clinique chirurgicales.** 1 vol. in-12 avec 135 figures intercalées dans le texte, cartonné en toile. 1869. 13 fr.

FORT. **Des difformités congénitales et acquises des doigts et des moyens d'y remédier.** 1 vol. in-8 de 246 pages avec 38 figures intercalées dans le texte. 1869.................................. 4 fr

FORT. **Résumé d'anatomie,** 1 vol. in-32 de 520 pages avec 73 fig. dans le texte, 1870..

FOUCHER, professeur agrégé à la Faculté de médecine de Paris, chirurgien des hôpitaux, etc. **Traité du diagnostic des maladies chirurgicales** avec appendice et **Traité des tumeurs**, par A. DESPRÈS, professeur agrégé à la Faculté de médecine de Paris, chirurgien des hôpitaux. 1 vol. in-8 de 1162 pages et 57 figures intercalées dans le texte, avec un joli cart. en toile. 1866 à 1869.. 18 fr.

FOURCY (Eugène de), ingénieur en chef du corps des mines. **Vade-mecum des herborisations parisiennes**, conduisant par la méthode dichotomique aux noms d'ordre, de genre et d'espèce de toutes les plantes spontanées ou cultivées en grand dans un rayon de 30 lieues autour de Paris. 2e édition. Paris, 1866. 1 vol. in-18 de 277 pages........... 4 fr. 50

FOURNIÉ (Édouard), médecin adjoint des sourds-muets. **Physiologie de la voix et de la parole**. 1 vol. in-8 de 816 pages avec figures dans le texte. Paris, 1866.. 10 fr.

FOURNIÉ. **De la pénétration des corps pulvérulents gazeux, solides et liquides, dans les voies respiratoires**, au point de vue de l'hygiène et de la thérapeutique. In-8 de 75 pages. Paris, 1862..... 2 fr.

FOURNIÉ. **Physiologie et instruction du sourd-muet** d'après la physiologie des divers langages. 1 vol. in-18 de 228 pages. Paris, 1868. 2 fr. 50

FOURNIÉ. **Étude pratique sur le laryngoscope et sur l'application des remèdes topiques dans les voies respiratoires**. In-8 de 106 pages avec figures dans le texte. Paris, 1863.................. 2 fr. 50

FOURNIÉ. **Consultation médicale sur le choléra**. In-8. 1866..... 1 fr.

FOURNIER (Alfred), professeur agrégé à la Faculté de médecine de Paris, médecin des hôpitaux. **De l'urémie**. In-8 de 148 pag. Paris, 1863. 2 fr. 50

FOURNIER (Alfred). **Recherches sur l'inoculation de la syphilis**. In-8 de 47 pages. Paris, 1865.............................. 1 fr. 50

FOURNIER. **Fracastor, la syphilis** (1530), **le mal français**. Traduction et commentaires. 1 vol. in-18 de 196 pages. 1870....... 2 fr. 50

FOURNIER. **Étude sur le chancre céphalique**. In-8..... 1 fr. 25

FOURNIER. **De la paralysie labio-glosso-laryngée**. In-8..... 1 fr.

FOURNIER. **Note pour servir à l'histoire du rhumatisme uréthral**. In-8.. 1 fr.

FOURNIER. **De la syphilide gommeuse du voile du palais**. In-8°, 30 pages, 1868.. 1 fr.

FOURNIER. **De la sciatique blennorrhagique**. In-8. 1868..... 1 fr.

FRANÇAIS. **Du frisson dans l'état puerpéral**, in-8 de 196 pages avec 6 planches lithographiées. Paris, 1868.......................... 3 fr.

FRARIER. **Étude sur le phlegmon des ligaments larges**. In-8 de 104 pages. 1866.. 2 fr. 50

FREDET. **De l'emploi du chloroforme dans les accouchements simples, dans les opérations obstétricales, et dans l'éclampsie des femmes en couches**. In-8 de 146 pages. 1867......... 2 fr. 50

FREDET. **Quelques considérations sur les fractures traumatiques du larynx**. In-8. 1868.............................. 1 fr.

FRITZ. **Étude clinique sur divers symptômes spéciaux observés dans la fièvre typhoïde.** 1 vol. in-8 de 186 pages. Paris, 1864...... 3 fr.

FUSTER (J.), professeur de clinique médicale à la Faculté de Montpellier, etc. **Monographie clinique de l'affection catarrhale.** 2e édition. Paris, 1865. 1 vol. in-8 de 616 pages............................ 7 fr.

GALICIER. **Théorie de l'unité vitale.** Première partie : **Physiologie unitaire.** In-8 de 204 pages. 1869......................... 3 fr. 50
Deuxième partie : **Pathologie unitaire.** In-8 de 420 pages. 1869. 6 fr.

GARROD. **La Goutte,** sa nature, son traitement et **Le Rhumatisme goutteux,** ouvrage traduit par A. Ollivier, professeur agrégé à la Faculté de médecine de Paris, et annoté par J. M. Charcot, professeur agrégé à la Faculté de médecine de Paris, médecin de l'hospice de la Salpêtrière, etc. 1867. 1 vol. in-8 de 710 pages, avec 26 figures intercalées dans le texte, et 8 planches coloriées...................................... 12 fr.
Avec un joli cartonnage en toile.............................. 13 fr.

GAUNEAU, médecin du bureau de bienfaisance du ve arrondissement. **Éducation physique et morale des nouveau-nés,** et de la nécessité de l'allaitement pour la mère. Nouvelle édition. 1 vol. in-12. 1867.. 2 fr.

GAUNEAU. **De la mortalité des nouveau-nés et des moyens de la combattre.** In-12 de 50 pages. 1869............................ 1 fr.

GAUTIER. **Des matières albuminoïdes.** In-8 de 88 pages, Paris. 1865.. 1 fr. 50

GAY (Mme), ex-directrice de l'Institut de l'enfance. **Éducation rationnelle de la première enfance ; manuel à l'usage des jeunes mères.** 1 vol. in-32, 1868................................ 1 fr. 25

GAYRAUD. **Étude sur le prolapsus hypertrophique de la langue.** In-8 de 133 pages, avec une planche. Paris, 1866........... 3 fr. 50

GAYRAUD. **Des perfectionnements récents de la synthèse chirurgicale.** 1 vol. in-8 de 147 pages. Montpellier et Paris, 1866..... 3 fr. 50

GENDRIN. **Mémoire sur le diagnostic des anévrysmes des grosses artères.** In-8 de 70 pages................................. 1 fr.

GENDRIN. **De l'influence des âges dans les maladies.** In-8 de 108 pages.. 1 fr.

GERME. **Qu'est-ce que l'albuminurie ?** ou de son analogie avec les sécrétions séreuses, séro-plastiques et les hémorrhagies qui se font soit à la surface, soit dans l'épaisseur. In-8 de 160 pages. Paris, 1864....... 3 fr.

GÉRY. **Caractères qui établissent la viabilité chez les nouveau-nés** au point de vue de la médecine légale. In-8 de 60 pages. 1869. 2 fr.

GIALUSSI (Aristide). **De la maladie en général.** In-8 de 90 pages. 1869.. 2 fr.

GIMBERT. **Mémoire sur la structure et la texture des artères.** In-8 de 68 pages, avec 3 planches. Paris, 1866.................. 3 fr.

GINGEOT. **Essai sur l'emploi thérapeutique de l'alcool chez les enfants,** et en général sur le rôle de cet agent dans le traitement des maladies aiguës fébriles. In-8 de 159 pages. 1867................ 2 fr. 50

GIRALDÈS, chirurgien de l'hôpital des Enfants, etc. **Leçons cliniques sur les maladies chirurgicales des enfants**, recueillies et publiées par MM. Bourneville et Bourgeois, revues par le professeur. 1 fort vol. in-8 accompagné de figures dans le texte, cart. en toile. 1869........ 14 fr.

GIRARD (de). **Recherches expérimentales sur le laurier-rose** au double point de vue chimique et physiologique. In-8. 1869........ 2 fr.

GIRAUD. **Un chapitre de la phthisie.** Tuberculisation des organes génitaux de la femme, in-8 de 80 pages. Paris, 1868..................... 2 fr.

GOBERT. **Du vrai et du faux somnambulisme et du magnétisme raisonné.** In-8 de 32 pages.. 1 fr.

GODFRIN. **De l'alcool**; son action physiologique, ses applications thérapeutiques. In-8 de 90 pages. 1869 .... 2 fr.

GOOD. **De la résection de l'articulation coxo-fémorale pour carie.** In-8 de 115 pages avec 5 figures dans le texte. 1869......... 2 fr. 50

GOSSE. **Des taches au point de vue médico-légal.** In-8 de 96 pages avec 3 planches. 1863..................................... 3 fr.

GOSSELIN, professeur de clinique chirurgicale à la Faculté de médecine de Paris, etc. **Leçons sur les hernies**, professées à la Faculté de médecine de Paris, recueillies et publiées par le docteur Léon Labbé, professeur agrégé, chirurgien du Bureau central. 1 vol. in-8 de 500 pages, avec figures dans le texte. 1864.. 7 fr.

GOSSELIN. **Leçons sur les hémorrhoïdes.** 1 vol. in-8. 1866...... 3 fr.

GOUBERT. **De la perceptivité normale et surtout anormale de l'œil pour les couleurs, spécialement de l'achromatopsie ou cécité des couleurs.** In-8 de 164 pages. 1867.................... 3 fr. 50

GOUGUENHEIM. **Des tumeurs anévrysmales des artères du cerveau.** In-8 de 124 pages. Paris, 1866.......................... 2 fr. 50

GRAVES. **Leçons de clinique médicale**, précédées d'une introduction de M. le professeur Trousseau, ouvrage traduit et annoté par le docteur Jaccoud, professeur agrégé à la Faculté de médecine de Paris, médecin des hôpitaux. Troisième édition, revue et corrigée. Paris, 1870. 2 forts vol. in-8. 20 fr.

Nous extrayons de la préface de M. le professeur Trousseau les lignes suivantes :

« Depuis bien des années, je parle de Graves dans mes leçons cliniques; j'en recommande la lecture, je prie les élèves qui savent l'anglais de considérer cet ouvrage comme leur bréviaire ; je dis et je répète que, de toutes les œuvres pratiques publiées dans notre siècle, je n'en connais pas de plus utile, de plus intelligente, et j'ai toujours regretté que les leçons cliniques du grand praticien de Dublin n'eussent pas été traduites dans notre langue.

» Professeur de clinique de la Faculté de médecine de Paris, j'ai sans cesse lu et relu l'œuvre de Graves; je m'en suis inspiré dans mon enseignement; j'ai essayé de l'imiter dans le livre que j'ai publié moi-même sur la clinique de l'Hôtel-Dieu ; et encore aujourd'hui, bien que je sache presque par cœur tout ce qu'a écrit le professeur de Dublin, je ne puis m'empêcher de relire constamment un livre qui ne quitte jamais mon bureau.

GRENIER. **Étude médico-psychologique du libre arbitre humain.** 3e édition, in-8 de 104 pages. Paris, 1868..................... 2 fr.

GRENIER. **Du ramollissement sénile du cerveau**, précédé d'une dédicace à Mgr Dupanloup, in-8 de 404 pages, 1868................ 2 fr.

GRESSER. **De la curabilité constante de la suette dite miliaire, ainsi que des affections qu'elle complique.** 1 vol. in-8. 1867... 3 fr. 50

GRIESINGER, professeur de clinique médicale et de médecine mentale à l'Université de Berlin. **Des maladies mentales et de leur traitement.** Ouvrage traduit de l'allemand sous les yeux de l'auteur par le docteur Doumic, accompagné de notes par M. le docteur Baillarger, médecin de la Salpêtrière, membre de l'Académie de médecine. 1 vol. in-8. Paris, 1868. 9 fr.

GROS (Léon) et LANCEREAUX. **Des affections nerveuses syphilitiques.** Paris, 1861. 1 vol. in-8.................................. 7 fr.
Ouvrage couronné par l'Académie impériale de médecine.

GUBLER, professeur à la Faculté de médecine de Paris, médecin de l'hôpital Beaujon, etc. **Des épistaxis utérines simulant les règles** au début des pyrexies et des phlegmasies. Paris, 1863. In-8 de 49 pages... 1 fr. 50

GUBLER. **De la paralysie amyotrophique consécutive aux maladies aiguës.** Paris, 1861. In-8 de 56 pages.................. 1 fr. 50

GUENEAU DE MUSSY (Noël), médecin de l'hôpital de la Pitié, professeur agrégé à la Faculté de médecine de Paris, etc. **Causes et traitement de la tuberculisation pulmonaire**; leçons professées à l'Hôtel-Dieu en 1859, recueillies et publiées par le docteur Wieland, ancien interne des hôpitaux de Paris, revues par le professeur. Paris, 1860. In-8......... 3 fr.

GUENEAU DE MUSSY. **Deux leçons de pathologie générale.** Paris, 1863. In-8 de 38 pages.................................. 1 fr.

GUÉNIOT, chirurgien du bureau central des Hôpitaux de Paris. **Des vomissements incoercibles pendant la grossesse.** In-8 de 127 pages. 1863.. 2 fr. 50

GUÉNIOT. **Parallèle entre la céphalotripsie et l'opération césarienne.** In-8 de 84 pages. 1866.......................... 2 fr.

GUÉNIOT. **Des grossesses compliquées et de leur traitement.** In-8. 1866.. 1 fr. 25

GUÉNIOT. **Des luxations coxo-fémorales soit congénitales, soit spontanées, au point de vue des accouchements.** In-8 de 150 p., avec 12 figures intercalées dans le texte. 1869................ 3 fr.

GUÉRIN (Alphonse), chirurgien de l'hôpital Saint-Louis, etc. **Leçons cliniques sur les maladies des organes génitaux externes de la femme.** Leçons professées à l'hôpital de Lourcine. 1 vol. in-8 de 530 pages. Paris, 1864.. 7 fr.

GUÉRIN (J.-T.). **Traitement de la surdité et des bruits dans les oreilles.** In-8 de 140 pages. 1869........................ 2 fr.

GUIBERT. **Histoire naturelle et médicale des nouveaux médicaments introduits dans la thérapeutique depuis 1830 jusqu'à nos jours.** 2ᵉ édition, revue et augmentée. 1 vol. in-8 de 700 pages. Bruxelles. 1865.. 10 fr.

GUINIER, professeur agrégé à la Faculté de médecine de Montpellier, etc. **Étude du gargarisme laryngien.** In-8, avec planches. 1868. 2 fr. 50

GUYOMAR. **Recherches physiologiques et philosophiques** sur le magnétisme, le somnambulisme et le spiritisme. In-8 de 40 p. Paris, 1865. 1 fr. 50

GUYON (F.), professeur agrégé à la Faculté de médecine de Paris, chirurgien des hôpitaux, etc. **Des vices de conformation de l'urèthre chez l'homme, des moyens d'y remédier**. 1 vol. grand in-8 de 174 pages, orné de 4 planches. Paris, 1863 .... 3 fr. 50

GUYON (F.). **Des tumeurs fibreuses de l'utérus**. 1860. In-8 de 139 pages et 1 planche .... 2 fr. 50

HALLÉ. **Des phlegmons périnéphrétiques**. 1 vol. in-8 de 152 pages. Paris, 1863 .... 2 fr. 50

HAMON. **Manuel du rétroceps (forceps asymétrique), description, manœuvre, mode d'emploi de cet instrument; sa mise en œuvre pour effectuer l'accouchement physiologique artificiel**. 1 vol. in-8, figures. 1869 .... 2 fr. 50

HAMON. **Testament médical d'un médecin de campagne** ou Essai sur la médecine des expédients à l'usage des praticiens des petites localités. In-8. 1864 .... 3 fr.

HAMON. **De l'exercice de la médecine en province au XIXe siècle**. In-8. 1868 .... 2 fr.

HAMON. **Essai pratique sur la méthode des injections sous-cutanées**. In-8. 1869 .... 1 fr. 25

HARDY, professeur, chargé du cours de clinique des maladies de la peau à la Faculté de médecine de Paris, médecin de l'hôpital Saint-Louis, etc. **Leçons sur les maladies de la peau**, rédigées et publiées par MM. les docteurs Moysant, Garnier et Lefeuvre. 3 vol. in-8 réunis en 1 vol. cartonné à l'anglaise. Paris, 1864-1868 .... 12 fr. 50

On vend séparément :

HARDY. **Leçons sur les affections dartreuses**. 1 vol. in-8. 1868. 4 fr.

HARDY. **Leçons sur la scrofule et les scrofulides, sur la syphilis et les syphilides**, rédigées et publiées par le docteur Jules Lefeuvre, revues par le professeur. 1 vol. in-8. Paris, 1864 .... 4 fr.

HAYEM. **Études sur les diverses formes d'encéphalite**. Anatomie et physiologie pathologiques, in-8 de 201 pages avec 2 pl., 1868. 3 fr. 50

HAYEM. **Des bronchites**. Pathologie générale et classification. In-8 de 182 pages. 1869 .... 3 fr. 50

HENNEQUIN. **Du fongus bénin du testicule et de ses rapports avec la hernie du même organe**. In-8 de 66 pages. Paris, 1865 .... 2 fr.

HENNEQUIN. **Quelques considérations sur l'extension continue et des douleurs dans la coxalgie**. In-8 de 68 pages. 1869 .... 2 fr.

HENROT. **Des pseudo-étranglements que l'on peut rapporter à la paralysie de l'intestin**. In-8 de 115 pages. Paris, 1865 .... 2 fr. 50

HERVIEUX, médecin de la Maternité de Paris. **Ictère puerpéral**. In-8. 1867 .... 2 fr.

HERVIEUX. **Des péritonites puerpérales**. In-8, 1867 .... 1 fr. 50

HERVIEUX. **Traité clinique et pratique des maladies puerpérales et des suites de couches**. 1 fort vol. in-8 avec figures dans le texte. 1870 .... 15 fr.

HIGGUET. **De la méthode substitutive, ou de la cautérisation appliquée au traitement de l'uréthrite aiguë et chronique.** Paris, 1862. 1 vol. in-8. . . . . 3 fr. 50

Histoire d'un atome de carbone depuis l'origine des temps jusqu'à ce jour. 1 vol. in-12 de 102 pages. Paris, 1864. . . . . 1 fr. 25

HORION. **Des rétentions d'urine**, ou **Pathologie spéciale des organes urinaires** au point de vue de la rétention. Paris, 1863. 1 vol. in-8. 6 fr.

HEULARD. **Du service médical des pauvres, tant à la ville qu'à la campagne, et de la manière dont il devrait être établi pour répondre à la fois aux nécessités des malades indigents et aux exigences légitimes du médecin.** In-8 de 96 pages. 1868. . . . . 2 fr.

HUGUET. **Exposé de médecine homœodynamique basée sur la loi de similitude fonctionnelle et appliquée au traitement des affections aiguës et chroniques.** 1 vol. in-18 de 159 pages. 1869. 2 fr.

IMBERT-GOURBEYRE, professeur de matière médicale à l'École de médecine de Clermont-Ferrand, etc. **Étude sur quelques symptômes de l'arsenic et les eaux minérales arsénifères** (pour servir en outre de démonstration aux doses infinitésimales). Grand in-8 de 108 p. Paris, 1863. 2 fr.

JACCOUD, professeur agrégé à la Faculté de médecine de Paris, médecin de l'hospice Saint-Antoine, etc. **Étude de pathogénie et de séméiotique, les paraplégies et l'ataxie du mouvement**, etc. 1 fort vol. in-8. Paris, 1864. . . . . 9 fr.

JACCOUD. **De l'organisation des Facultés de médecine en Allemagne.** Rapport présenté à Son Excellence le ministre de l'instruction publique le 6 octobre 1863. 1 vol. in-8 de 175 pages. Paris, 1864. . . . . 3 fr. 50

JACCOUD. **Leçons de clinique médicale**, faites à l'hôpital de la Charité. 1 fort vol. in-8 de 878 pages, avec 29 figures et 11 planches en chromolithographie. 2e édition, avec un joli cartonnage en toile. 1869. . . . 16 fr.

JACCOUD. **Traité élémentaire de pathologie interne.** 2 vol. in-8 avec figures dans le texte et planches en chromolithographie. Tome Ier, 1re partie. 1869. . . . . 6 fr.

2e partie, 1 vol. in-8, 1870 . . . . . 6 fr.

JACQUEMET. **De l'influence des découvertes les plus modernes dans les sciences physiques et chimiques sur les progrès de la chirurgie.** In-8 de 221 pages. 1866. . . . . 3 fr.

JARJAVAY. **Recherches anatomiques sur l'urèthre de l'homme.** 1 vol. in-4 avec 7 planches lithographiées. 1856 . . . . . 8 fr.

JAUMES. **Du glaucome.** 1 vol. in-8 de 264 pages. 1865. . . . . 4 fr.

JAUMES. **Pathologie et thérapeutique de l'affection calculeuse, considérées dans leurs rapports avec les différents âges de la vie.** 1 vol. in-8 de 148 pages. Montpellier et Paris, 1866. . 3 fr. 50

JOBERT. **Entretien sur le mal de mer**, et de l'appréciation des divers moyens de traitement proposés contre cette affection. Brochure in-18 de 22 pages. Paris, 1862. . . . . 50 c.

JODIN. **De la nature et du traitement du croup et des angines couenneuses**, étude clinique et microscopique, etc. Paris, 1859. In-8 de 39 pages .... 1 fr. 25

JOLICLÈRE. **De l'adénite syphilitique, du diagnostic et du traitement.** Brochure in-18, avec 1 planche coloriée. Paris, 1862... 1 fr. 50

JONES (W. H.). **Quelques considérations pratiques sur les cas de rétrécissement du bassin**, observés à la Clinique d'accouchements de Paris en 1857, 1858 et 1859. Paris, 1864. Gr. in-8 de 68 pages. 1 fr. 50

JORDAO. **Considérations sur un cas de diabète.** 1857. In-4 de 86 pages et 2 planches .... 1 fr. 50

JOULIN. **Étude bibliographique sur les maladies des femmes.** In-8. 1861 .... 25 c.

JOULIN. **Syphiliographes et syphilis.** MM. Langlebert, Cullerier et Rollet. In-8. 1862 .... 50 c.

JULLIARD. **Des ulcérations de la bouche et du pharynx dans la phthisie pulmonaire.** In-8 de 76 pages avec 2 planches. Paris, 1865. 3 fr.

KASTUS. **Essai sur l'étiologie et la pathogénie du rhumatisme articulaire aigu.** In-8. 1868 .... 1 fr. 50

KUBORN, professeur d'hygiène industrielle et professionnelle à l'école industrielle de Seraing, etc. **Étude sur les maladies particulières aux ouvriers mineurs employés aux exploitations houillères en Belgique.** Paris, 1863. 1 vol. grand in-8 de 300 pages .... 6 fr.

LABALBARY. **Des kystes de l'ovaire, ou de l'hydrovarie et de l'ovariotomie**, d'après la méthode anglaise du docteur Baker Brown, chirurgien en chef de London Surgical Home, etc. In-8 de 82 p. Paris, 1862... 2 fr.

LABARTHE (Castarède). **Du chauffage et de la ventilation des habitations privées.** In-8 de 235 pages et 8 planches. 1869 .... 4 fr.

LABBÉ (Léon), professeur agrégé à la Faculté de médecine de Paris, chirurgien des hôpitaux, etc. **De la coxalgie.** In-8 de 140 p. avec 3 planches. Paris, 1863 .... 2 fr. 50

LABBÉE. **Recherches cliniques sur les modifications de la température et du pouls dans la fièvre typhoïde et la variole régulière.** In-8 de 88 pages, accompagné d'un grand nombre de tableaux dans le texte, de tracés sphygmographiques et de courbes thermiques. 1869 .... 3 fr.

LABORDE, ancien interne des hôpitaux de Paris, lauréat de la Faculté. **De la paralysie** (dite essentielle) **de l'enfance**, des déformations qui en sont la suite et des moyens d'y remédier. 1 vol. in-8 de 276 pages, accompagné de 2 planches dont une coloriée. Paris, 1864 .... 5 fr.

LABORDE. **Le ramollissement et la congestion du cerveau principalement considérés chez le vieillard.** Étude clinique et pathogénique. 1 vol. in-8 de 420 pages, avec planche coloriée contenant 6 figures. Paris, 1866 .... 6 fr.

LABORDE. **Physiologie pathologique de l'ictère.** In-8 de 96 pages. 1869 .... 2 fr.

LABORDETTE (de), chirurgien de l'hôpital civil de Lisieux. **Note sur le spéculum laryngien.** In-8 de 24 pages. Paris, 1866......... 75 c.

LACROUSILLE (de). **De la péricardite hémorrhagique.** 1 vol. in-8 de 196 pages. Paris, 1865......................... 3 fr. 50

LADEVÈZE. **Quelques considérations sur la gangrène glycocémique.** In-8 de 94 pages. Paris, 1867......................... 2 fr.

LAFONT. **Étude sur le tremblement saturnin**, in-8 de 86 pages, 1869......................... 2 fr.

LALLEMENT (P.). **De l'élément nerveux du croup.** In-4 de 104 pages. Paris, 1864......................... 2 fr. 50

LANCEREAUX. **Des hémorrhagies méningées** considérées principalement dans leurs rapports avec les membranes de la dure-mère crânienne. In-8 de 74 pages. Paris, 1862......................... 2 fr.

LANCEREAUX. **Mémoire d'anatomie pathologique** sur les questions suivantes : 1° l'endocardite ulcéreuse ; 2° l'infection par produits septiques internes ; 3° l'altération des nerfs et des muscles dans la paralysie saturnine. Grand in-8 de 84 pages. Paris, 1863......................... 2 fr. 50

LANCEREAUX. **De la polyurie (diabète insipide).** In-8 de 92 pages. 1860......................... 2 fr.

LANDRIN. **Étude sur la vaccine et la vaccination.** In-8 de 91 pages. 1867......................... 2 fr.

LANGLEBERT (Edm.). **Nouvelle doctrine syphilographique. — Du chancre** produit par la contagion des accidents secondaires de la syphilis, suivi d'une nouvelle étude sur les moyens préservatifs des maladies vénériennes. 2e édition, revue et augmentée du rapport de M. CULLERIER à la Société de chirurgie. In-8. Paris, 1862......................... 2 fr. 50

LANGLEBERT. **Unicisme et dualisme chancreux.** In-8 de 32 pages. Paris, 1864......................... 75 c.

LANGLEBERT. **Aphorismes sur les maladies vénériennes,** suivis d'un Formulaire spécial. 1 joli vol. in-32. Paris, 1868......................... 2 fr.

LARROQUE (baron de), médecin par quartier de l'Empereur, etc. **Hydrologie médicale.** Salis de Béarn et ses eaux chlorurées sodiques (bromo-iodurées). Paris, 1864. Grand in-8 de 76 pages......................... 2 fr. 50

LARROQUE. **Étude théorique et clinique des eaux minérales** (chloro-bromo-iodurées) **de Salis de Béarn**, précédée de documents historiques, topographiques, géologiques et chimiques. In-8 de 144 pages. Paris, 1865......................... 3 fr.

LARROQUE. **Lettre médicale sur l'absorption plantaire et les bains entiers aux eaux de Salis de Béarn**, considérées comme complément de la cure des Eaux-Bonnes, et de quelques affections de poitrine en particulier. In-8 de 28 pages. 1867......................... 1 fr.

LASKOWSKI. **Étude sur l'hydropisie enkystée de l'ovaire et son traitement chirurgical.** In-8 de 111 pages. 1867......... 2 fr. 50

LAUGIER, professeur de la Faculté de médecine de Paris, etc. **Des varices et de leur traitement.** In-8 de 119 pages. Paris, 1842.... 1 fr. 50

LAURE. **Étude sur la contracture intermittente des extrémités.** In-8 de 68 pages. 1869 .... 1 fr. 50

LEBER et ROTTENSTEIN. **Recherches sur la carie dentaire.** 1 vol. in-8 de 130 pages et 2 planches lithographiées. Paris, 1868 .... 3 fr.

LEBON. **De la mort apparente et des inhumations prématurées.** 2e édition, précédée d'une introduction par le professeur Piorry. 1 vol. in-12. 1866 .... 3 fr.

LEBRETON. **Des différentes variétés de la paralysie hystérique,** in-8 de 156 pages, 1868 .... 2 fr. 50

LECOIN. **Des fractures de la rotule et de leurs différents modes de traitement.** In-8 de 104 pages et un tableau. 1869 .... 2 fr.

LEDENTU, prosecteur à la Faculté de médecine de Paris. **Anatomie et physiologie des veines des membres inférieurs.** In-8 avec 1 planche. Paris, 1868 .... 2 fr. 50

LEFEBVRE. **Hygiène et thérapeutique de la sudation, au point de vue hygiénique et thérapeutique.** 1 vol. in-8. 1868 .... 3 fr.

LEFEUVRE. **Études physiologiques et pathologiques sur les infarctus viscéraux.** In-8 de 130 pages et 1 planche. 1867 ... 2 fr. 50

LEFORT (C.), disciple d'Auguste Comte. **La méthode de la science moderne est-elle réellement positive et définitive?** Introduction à la construction du dogme positiviste par la découverte de l'origine organique de l'intelligence. In-8 de 92 pages. Paris, 1864 .... 2 fr.

LEFORT (C.). **Découverte de l'origine organique de l'intelligence** et constitution par cette découverte d'un nouveau dogme scientifique. 2e fascicule. In-8 de 100 pages. Paris, 1864 .... 2 fr.

LEGROUX (A.). **Essai sur la digitale et son mode d'action.** In-8 de 84 pages. 1867 .... 2 fr.

LEJEAL, chirurgien en chef de l'Hôtel-Dieu de Valenciennes, etc. **Mélanges de chirurgie,** 1 vol. in-8, 1868 .... 5 fr.

LELION. **Etude physiologique et thérapeutique de la digitale.** In-8 de 115 pages. 1867 .... 2 fr. 50

LELONG. **Étude sur l'artérite et la phlébite rhumatismales aiguës.** In-8 de 143 pages. 1869 .... 2 fr. 50

LEMATTRE **Du mode d'action physiologique des alcaloïdes.** In-8 de 27 pages. Paris, 1865 .... 1 fr.

LEMPEREUR. **Des altérations que subit le fœtus après sa mort dans le sein maternel.** In-8 de 148 pages. 1867 .... 3 fr.

LEROY. **Des concrétions bronchiques.** In-8. 1868 .... 2 fr.

Lettre d'un médecin de campagne à MM. les étudiants. In-8. 1868. 75 c.

LEVEN. **Parallèle entre l'idiotie et le crétinisme.** Paris, 1861. In-8 de 42 pages .... 1 fr. 25

LEVEN. **Nouvelles recherches sur la physiologie et la pathologie du cervelet.** In-8 de 26 pages. Paris, 1865 .... 1 fr. 25

LEVEN. **Pathologie générale et classification des chorées.** In-8 de 62 pages. 1869 . . . . 2 fr.

LIÉGEOIS, professeur agrégé à la Faculté de médecine de Paris. **Anatomie et physiologie des glandes vasculaires sanguines.** Paris, 1860. Gr. in-8 avec 2 planches . . . . 3 fr. 50

LINÉ. **Études sur la narcéine et son emploi thérapeutique.** In-8 de 69 pages. Paris, 1865 . . . . 1 fr. 50

LISSONDE. **De la cantharidine.** Étude chimique et physiologique. In-8 de 55 pages. 1869 . . . . 1 fr. 50

LOEWENHARD. **Quelques recherches sur l'atrophie musculaire progressive avec la dégénérescence graisseuse.** In-4 de 52 pages. 1867 . . . . 1 fr. 50

LOUBRIEU. **Études sur les causes de la surdi-mutité.** In-8, avec une carte et une planche lithographiée. 1868 . . . . 1 fr. 50

LOUVET. **De la périostite phlegmoneuse diffuse.** In-8 de 68 pages, 1867 . . . . 2 fr.

LUTZ, professeur à l'École de pharmacie, pharmacien en chef de l'hôpital Saint-Louis. **Du rôle de l'eau dans les phénomènes chimiques**, 1860. In-8 de 70 pages . . . . 2 fr.

MAISONNEUVE, chirurgien de l'Hôtel-Dieu de Paris. **Mémoire sur l'intoxication chirurgicale.** In-8. 1867 . . . . 1 fr. 50

MAISONNEUVE. **Méthode d'aspiration continue, et ses avantages pour la cure des grandes amputations.** In-8 avec fig. 1869. 1 fr. 50

MAGNIN. **De quelques accidents de la lithiase biliaire, anomalies de la colique hépatique, fièvre intermittente symptomatique, angiocholite calculeuse, ictère chronique et ictère grave.** In-8 de 146 pages. 1869 . . . . 2 fr. 50

MAHAUX. **Recherches sur le trichophyton tonsurans et sur les affections cutanées qu'il détermine : herpès circiné, herpès tonsurant, sycosis.** In-8 de 84 pages et une planche. 1869 . . . . . 2 fr.

MAHOT. **Des battements du foie dans l'insuffisance tricuspide.** In-8 de 115 pages avec figures intercalées dans le texte. 1869. 2 fr. 50

MAIGROT. **L'hydrothérapie expliquée et mise à la portée de tous.** Guide des malades aux établissements hydrothérapiques. 1 vol. in-18 de 146 pages. 1869 . . . . 1 fr. 25

MALGAIGNE. **Leçons d'orthopédie,** professées à la Faculté de médecine de Paris, recueillies par MM. Guyon et Panas, prosecteurs de la Faculté de médecine de Paris, revues et approuvées par le professeur. 1 vol. in-8 accompagné de 5 planches dessinées par M. Léveillé. Paris, 1862. 6 fr. 50

MALGAIGNE. **Étude sur l'anatomie et la physiologie d'Homère.** Paris, 1842. In-8 de 30 pages . . . . 1 fr.

MARCHAND. **Du croton tiglium,** recherches botaniques et thérapeutiques. Paris, 1861. In-4 de 94 pages et 2 planches . . . . 3 fr. 50

MARCOWITZ (A.). **Étude sur les différentes espèces d'épanchements pleurétiques et sur leur traitement médical et chirurgical.** In-4 de 103 pages. Paris, 1864 . . . . 2 fr.

MAREY, professeur suppléant au Collége de France. **Physiologie médicale de la circulation du sang** : étude graphique des mouvements du cœur et du pouls artériel ; application aux maladies de l'appareil circulatoire. 1 vol. in-8, avec 235 figures intercalées dans le texte. Paris, 1863. 15 fr.

Ouvrage couronné par l'Académie des sciences.

MAREY. **Recherches sur la circulation du sang à l'état physiologique et dans les maladies.** In-4 de 119 pages. 1859...... 2 fr.

MARTIN. **Des fermentations et des ferments, dans leurs rapports avec la physiologie et la pathologie.** In-8 de 30 pages..... 1 fr.

MARTIN. **Des corps gras naturels et artificiels : Considérations chimiques, physiologiques et médicales.** In-8 de 216 pages. 1869. 4 fr.

MARTIN (Ferdinand), chirurgien-orthopédiste des maisons d'éducation de la Légion d'honneur, etc., et COLLINEAU, docteur en médecine de la Faculté de médecine de Paris, etc. **Traité de la coxalgie, de sa nature et de son traitement.** 1 vol. in-8 de 500 pages, accompagné de planches. Paris, 1865.. 7 fr.

Ouvrage couronné par l'Académie des sciences.

MARTINEAU, docteur en médecine, ancien interne lauréat des hôpitaux de Paris (Médaille d'or). **Des endocardites.** 1 vol. in-8 de 160 pages et 1 planche. Paris, 1866................................ 3 fr. 50

MARTIN-LAUZER, chef de clinique honoraire de la Faculté de médecine de Paris. **Les eaux de Luxeuil. Bibliographie.** In-8 de 160 pages. 1866.. 3 fr.

MASSE, professeur agrégé à la Faculté de médecine de Montpellier. **De la cicatrisation dans les différents tissus.** In-4 de 76 pages et 1 planche coloriée. Montpellier et Paris, 1866..... .... 3 fr. 50

MASSE. **Des types de la circulation dans la série animale et aux divers âges de la vie embryonnaire.** In-4 de 98 p. 1866.... 2 fr.

MASSE. **Étude chirurgicale de l'étranglement.** In-8 de 93 pages. 1869.. 2 fr. 50

MASSE. **Organes de l'audition et sens de l'ouïe.** In-8 de 124 pages. 1869.. 3 fr.

MASSOL (A.) **Nouvelle méthode de traitement à suivre après l'opération de la cataracte.** In-8 de 16 pages. Paris, 1864....... 75 c.

MATTEI. **Des ruptures dans le travail de l'accouchement et de leur traitement.** Paris, 1860. In-8 de 92 pages................ 2 fr. 50

MATTEI. **Clinique obstétricale,** ou Recueil d'observations et statistiques. Paris, 1862 et 1866. 5 vol. in-8 .... 20 fr.

MAUGENEST. **Étude critique sur la nature et le traitement de l'éclampsie puerpérale.** In-8 de 102 pages. Paris, 1867...... 2 fr. 50

MÉNÉCIER. **Notice sur la rage,** avec un projet nouveau de police sanitaire sur la rage canine. In-8 de 59 pages. Paris, 1864....... 1 fr. 50

MÉNÉCIER. **Enquête générale sur la rage.** Rapport à M. le maire de Marseille, sur les cas de rage canine observés en 1866. In-8. 1865. 1 fr. 50

MÉNÉCIER. **Historique de l'épidémie de choléra à Marseille** (1865). In-8. 1866.......... 2 fr.

MERCIER (Aug.). **Quelques idées sur l'origine et le traitement de la goutte, de la gravelle, de la pierre et d'autres maladies dépendant de la diathèse urique.** In-8 de 56 pages. 1866...... 1 fr. 50

MILLET. **Étude statistique sur la maladie syphilitique, le chancre simple et la blennorrhagie.** 1 vol. in-8 de 76 pages. Paris, 1866. 2 fr.

MIRAMONT, médecin-inspecteur des bains d'Étretat, etc. **Étretat ; Vingt années d'expérience aux bains de mer. Guide médical et hygiénique aux bains de mer.** In-12. 1867. .... 1 fr.

MIREUR. **Essai sur l'hérédité de la syphilis.** Grand in-8 de 109 pages. 1867.......... 2 fr.

MOILIN. **Leçons de médecine physiologique.** 1 vol. in-8 de 296 pages. Paris. 1866.......... 3 fr. 50

MOILIN. **Médecine physiologique** ; Maladies des voies respiratoires, maladies des fosses nasales, de la gorge, du larynx et de la poitrine. 1 vol. in-8 de 307 pages. 1867.......... 4 fr.

MOITESSIER, professeur agrégé à la Faculté de médecine de Montpellier. **De l'urine.** Thèse de concours pour l'agrégation. 1856. In-4....... 2 fr.

MOITESSIER. **Études chimiques des eaux minérales de Lamalou** (Hérault). Montpellier, 1861. In-8 de 130 pages et 2 planches. 3 fr. 50

MONTFORT. **Étude sur les déchirures de la vulve et du périnée pendant l'accouchement.** In-8 de 103 pages. 1869......... 2 fr.

MONNERET. **Notes sur le choléra-morbus** observé à Constantinople en 1847 et 1848. In-8 de 16 pages. 1848.......... 25 c.

MONNERET. **De l'ictère hémorrhagique essentiel.** In-8 de 39 pages. 1859.......... 1 fr. 25

MONNERET. **Du cancer du foie.** In-8 de 33 pages. 1855....... 1 fr.

MONNERET. **Des congestions dans les fièvres.** In-8 de 20 pages. 1860.......... 50 c.

MONNERET. **Lettre sur le choléra-morbus en Orient et dans le Nord de l'Europe.** In-8 de 31 pages.......... 50 c.

MONOD. **De l'encéphalopathie albuminurique aiguë** et des caractères qu'elle présente en particulier chez les enfants. In-8 de 170 pages. 1868. 2 fr. 50

MORAX. **Des affections couenneuses du larynx.** In-8 de 156 pages. Paris, 1864.......... 2 fr. 50

MORDRET. **Traité pratique des affections nerveuses et chloro-anémiques** considérées dans les rapports qu'elles ont entre elles. Paris, 1861. 1 vol. in-8 de 496 pages.......... 6 fr.

Ouvrage qui a obtenu un prix de l'Académie impériale de médecine.

MOREL-LAVALLÉE. **Rupture du péricarde ; bruits de roue hydraulique ou bruit de moulin.** Grand in-8 de 38 pages. 1864.... 1 fr. 25

MORIN. **Des perforations intestinales dans le cours de la fièvre typhoïde.** In-8 de 78 pages. 1869. 1 fr. 50

MOUCHET. **Des affections secondaires du choléra observées dans l'épidémie de 1866.** In-8 de 75 pages. 1867. . . . . 2 fr.

MOUGEOT. **Recherches sur quelques troubles de nutrition consécutifs aux affections des nerfs.** Grand in-8 de 152 pages. 1867. 3 fr.

MOURA. **Traité pratique de laryngoscopie et de rhinoscopie,** suivi d'observations. Paris, 1864. 1 vol. in-8 de 200 pages, avec 24 figures dans le texte. . . . . 4 fr.

MOURA. **L'acte de la déglutition, son mécanisme.** Grand in-8 de 60 pages, avec figures intercalées dans le texte et 2 pl. 1867. . . . . . 3 fr.

MOURIER. **Des causes de la stérilité chez l'homme et chez la femme.** In-8 de 128 pages. Paris, 1866. . . . . 2 fr.

MOURIER. **Traitement méthodique, préservatif et curatif de la goutte (acquise ou héréditaire) du rhumatisme goutteux, etc.** 3e édit., In-8 de 36 pages. 1870. . . . . 1 fr.

MUGNIER. **De la folie consécutive aux maladies aiguës.** In-8 de 98 p. Paris, 1865. . . . . 2 fr.

NEGRONI. **Aperçu sur l'ovariotomie,** fondée sur 645 observations. In-8 de 34 pages et 6 tableaux. . . . . 1 fr. 50

NÉLATON (Eugène), prosecteur de la Faculté de médecine de Paris. **Mémoire sur une nouvelle espèce de tumeurs bénignes des os, ou tumeurs à myéloplaxes.** 1 vol. grand in-8 de 376 pages et 3 planches coloriées. 1860. . . . . 6 fr. 50

NIEMEYER, professeur de pathologie et de clinique médicale à l'Université de Tubingen. **De la leucémie et de la mélanémie,** traduit de l'allemand par le docteur Kuborn, professeur d'hygiène spéciale à l'école industrielle de Seraing. Paris, 1862. In-8 de 53 pages. . . . . 1 fr. 50

NODET (L.). **Études cliniques et expérimentales** sur les diverses espèces de chancres, et particulièrement sur le chancre mixte, précédées d'une lettre d'introduction par M. le docteur Rollet, chirurgien en chef de l'Antiquaille de Lyon. 2e édition. Paris, 1864. 1 vol. in-8 de 149 pages. . 2 fr.

NODET. **De l'application de la méthode sous-capsulo-périostée à la résection tibio-tarsienne.** In-8 de 79 pages. 1869. . . . . . . 2 fr.

NONAT, médecin de la Charité, agrégé libre de la Faculté de Paris. **Traité pratique des maladies de l'utérus, de ses annexes et des organes génito-externes.** 2e édition, revue et augmentée, avec la collaboration du docteur LINAS. 1 fort vol. in-8 avec fig. dans le texte, 1870. 15 fr.

NONAT. **Traité des dyspepsies**, ou Étude pratique de ces affections, basée sur les données de la physiologie expérimentale et de l'observation clinique. 1 vol. in-8 de 230 pages. Paris, 1862. . . . . 3 fr. 50

NONAT. **Traité théorique et pratique de la chlorose avec une étude spéciale sur la chlorose des enfants.** In-8 de 211 pages. 1864. 3 fr. 50

NYSTROM. **Du pied et de la forme hygiénique des chaussures.** In-8 de 47 pages. 1870 .... 1 fr. 50

OBÉDÉNARE. **De la trachéotomie dans l'œdème de la glotte et de la laryngite nécrosique.** In-8 de 80 pages. 1866........... 2 fr.

OLLIVIER, sous-bibliothécaire de la Faculté de médecine de Paris, etc. **Essai sur les albuminuries produites par l'élimination des substances toxiques.** Grand in-8 de 24 pages. Paris, 1863............ 1 fr. 25

OLLIVIER. **Des atrophies musculaires.** In-8 de 192 p. 1869. 3 fr. 50

OLLIVIER et RANVIER. **Observations pour servir à l'histoire de la leucocythémie et à la pathogénie des hémorrhagies et des thromboses qui surviennent dans cette affection.** In-8 avec 1 planche. 1867... 75 c.

OLLIVIER et RANVIER. **Contributions à l'étude histologique des lésions qu'on rencontre dans l'arthropathie et l'encéphalopathie rhumatismales aiguës.** In-8 avec 1 planche. 1866................... 50 c.

ORDENSTEIN. **Sur la paralysie agitante et la sclérose en plaques généralisée.** In-8 de 87 pages et 2 planches coloriées. Paris, 1868. Prix... 2 fr. 50

ORDONEZ. **Étude sur le développement des tissus fibrillaire (dit conjonctif) et fibreux.** In-8 avec 2 planches. 1866............ 1 fr. 25

PANAS, professeur agrégé à la Faculté de médecine de Paris, chirurgien des hôpitaux, etc. **Des cicatrices vicieuses et des moyens d'y remédier.** In-8 de 134 pages et 1 planche. Paris, 1863.................. 2 fr. 50

PARROT, professeur agrégé à la Faculté de médecine de Paris, médecin des hôpitaux. **Étude sur la sueur de sang et les hémorrhagies névropathiques.** In-8 de 69 pages. Paris, 1859.................. 1 fr. 50

PASCAL. **Enseignement et liberté.** In-8. 1868................ 1 fr.

PÉAN, chirurgien des hôpitaux de Paris, etc. **L'ovariotomie peut-elle être faite à Paris avec des chances favorables de succès ? — Observations pour servir à la solution de cette question.** Grand in-8. 1867... 1 fr.

PÉAN. **De la scapulalgie et de la résection scapulo-humérale,** envisagée au point de vue du traitement de la scapulalgie. Paris, 1860. In-8 de 92 pages et 20 dessins intercalés dans le texte............. 3 fr. 50

PÉAN. **Splénotomie, observation d'ablation complète de la rate, pratiquée avec succès.** Grand in-8. 1868.................... 1 fr.

PÉCHOT, professeur de pathologie interne à l'École de médecine de Rennes, etc. **Principes de pathologie générale.** 1 volume in-12 de 424 pages. 1867... 4 fr.

PELVET. **Des anévrysmes du cœur.** In-8 de 172 pages, avec 2 planches. 1867... 3 fr. 50

PENILLEAU. **Étude sur le café au point de vue historique, physiologique et alimentaire.** Grand in-8 de 90 pages. Paris, 1864.. 2 fr. 50

PÉNIÈRES. **Des résections du genou.** In-8 de 120 pages. 1869. 3 fr.

PERNOT. **Étude sur les accidents** produits par les piqûres anatomiques, in-8 de 105 pages, 1868.................................. 2 fr.

PERIER, médecin inspecteur des eaux de Bourbon-l'Archambault. **Étude sur l'emploi des eaux minérales de Bourbon-l'Archambault dans les hémiplégies cérébrales**, suivie d'une appréciation des eaux de Niederbronn dans le traitement des calculs biliaires. In-8 de 50 pages. 1867.. 1 fr. 25

PERRET. **Des tumeurs sanguines intra-pelviennes pendant la grossesse normale et l'accouchement.** Grand in-8 de 88 pages. Paris, 1864. .... 2 fr.

PETIT, médecin en chef de l'Asile des aliénés de Nantes. **Examen de la loi du 30 juin 1838 sur les aliénés.** In-8 de 68 pages. Paris, 1865. 2 fr.

PETIT. **Transmission de la syphilis par la vaccination,** des moyens pour l'éviter. In-8 de 105 pages. 1867...................... 2 fr.

PÉTREQUIN. **De l'emploi thérapeutique des lactates alcalins, dans les maladies fonctionnelles de l'appareil digestif.** 2e édition. In-8 de 24 pages. Paris, 1864.............................. 75 c.

PHILIPPEAUX. **Étude pratique sur les frictions et le massage ou guide du médecin masseur.** 1 vol in-8 de 189 pages, 1870... 3 fr.

PHILIPPE (de Londres). **Des maladies des yeux et de leur traitement,** traduit de l'anglais. In-8. 1868.............................. 1 fr.

PICARD. **Des inflexions de l'utérus à l'état de vacuité.** 1 vol. in-8° de 200 pages, avec figures dans le texte. Paris, 1862 .... 3 fr. 50

PIERRESON. **De la diplégie faciale.** In-8° de 62 pages. 1867. 1 fr. 50

PIORRY, professeur de clinique médicale à la Faculté de Paris, membre de l'Académie, etc. **La médecine du bon sens.** De l'emploi des petits moyens en médecine et en thérapeutique. 2e édition. 1 vol. in-12. Paris, 1867.. 5 fr.

PIORRY. **Traité de plessimétrisme et d'organographisme,** anatomie des organes sains et malades, établie pendant la vie au moyen de la percussion médiate et du dessin à l'effet d'éclairer le diagnostic. 1866. 1 fort vol. in-8 avec 91 figures intercalées dans le texte............. 15 fr.

PIORRY. **Clinique médico-chirurgicale de la ville.** Résumé et exposition de la doctrine et de la nomenclature organo-pathologique ; observations et réflexions cliniques. 1 vol. in-8. 1869...................... 6 fr.

PIRÈS, ancien chef de clinique du docteur Wecker. **De l'opération de la cataracte par l'extraction linéaire scléroticale.** In-8 de 57 pages, avec 16 figures. 1867.................................... 2 fr.

PITET. **Dissertation sur quelques points de philosophie médicale et thérapeutique à propos du choléra.** In-12. 1867...... 1 fr.

PITON. **Étude sur le rhumatisme.** In-8 de 220 pages. 1868. 3 fr. 50

PLAITE. **Nouveaux moyens de prophylaxie infaillible, très-simples et inoffensifs,** applicables chez la femme au moyen d'un nouvel instrument, contre les maladies vénériennes et contre la syphilis, et explication théorique des formes et des phénomènes de la syphilis par un seul virus, agissant comme les ferments. In-8 de 171 pages, avec une planche. Paris, 1865 .... 2 fr. 50

PLANCHON. **Faits cliniques de laryngotomie.** In-8 de 116 pages avec 2 planches. 1869 .... 3 fr.

POMMEROL. **Recherches sur la synostose des os du crâne** considérée au point de vue normal et pathologique chez les différentes races humaines. In-8 de 116 pages avec 2 planches. 1869........... 2 fr. 50

POTAIN, médecin des hôpitaux de Paris, professeur agrégé de la Faculté de médecine. **Des lésions des ganglions lymphatiques viscéraux.** In-8. Paris, 1860.. 2 fr.

POUCHET. **Des colorations de l'épiderme.** In-4 de 52 pages. Paris, 1864.. 2 fr. 50

POULLET. **Recherches sur les caillots du cœur.** In-8 de 67 pages avec 1 planche. 1866.. 2 fr.

POULIOT. **Ponction vésicale hypogastrique; rapports de la paroi antérieure de la vessie.** In-8 de 128 pages. Paris, 1868. . . 2 fr. 50

POUQUET. **De la trachéotomie dans le cas de croup**, considérations pratiques. Mémoire in-8 de 88 pages. Paris, 1863.............. 2 fr.

PRÉVOST et COTARD. **Études physiologiques et pathologiques sur le ramollissement cérébral.** 1 vol. grand in-8 avec 4 planches en chromolithographie. 1866 .... 5 fr.

PUISTIENNE. **Remarques et observations sur quelques tumeurs enkystées pelviennes ou abdominales chez la femme.** In-8 de 82 pages avec 3 planches. 1867.. 2 fr. 50

PUTEGNAT (E.). **Quelques mots sur les pneumonies suestiques.** In-8 de 10 pages. Paris, 1866.. 50 c.

PUTEGNAT. **Sur l'occlusion intestinale.** Grand in-8 de 43 pages. 1867.. 1 fr. 50

QUINTAA. **Mal vertébral de Pott, scoliose, nouveau traitement.** In-8 de 47 pages. 1869.. 1 fr. 50

RAMON. **Instruction pratique sur les soins à donner aux personnes atteintes de choléra-morbus asiatique, épidémique ou sporadique,** avant l'arrivée du médecin. In-18 de 82 pages. 1867 . . . 75 c.

RANVIER. **Considérations sur le développement du tissu osseux et sur les lésions élémentaires du cartilage et des os.** In-8 de 72 pages et 1 planche. Paris, 1865.. 2 fr.

RAYNAUD. **De l'ophthalmie diphthéritique.** Grand in-8 de 116 pages. 1866.. 2 fr. 50

Recueil de questions posées aux cinq examens de médecine. 10 vol. in-18. Paris, 1865-1869. Prix de chaque volume............ 1 fr. 50

Recueil de questions sur les accouchements. 2 vol........ 3 fr.

REGNARD. **Nouvelles recherches sur la congestion cérébrale.** In-8 de 95 pages, 1868 .... 2 fr. 50

REGNAULD. **Mémoire sur une maladie particulière des genoux.** In-8 de 44 pages. 1861 .... 1 fr.

REGNIER. **Maladies de croissance.** Grand in-8. Paris, 1860 .... 2 fr.

RELIQUET. **De l'uréthrotomie interne.** In-8 de 134 pages. Paris, 1865 .... 2 fr.

RELIQUET. **Irrigation continue de l'urèthre et de la vessie.** In-12 de 23 pages. Paris, 1866 .... 50 c.

RELIQUET. **Traité des opérations des voies urinaires.** Opérations de l'urèthre. 1 vol. in-8 avec figures dans le texte. 1869 .... 5 fr.

2e partie : **Opérations de la vessie.** 1 vol. in-8 avec figures. 1870. 3 f.

RENOULT. **Du rôle du système vasculaire dans la nutrition en général, et dans celle du muscle et du cœur en particulier.** Grand in-8 de 148 pages. 1869 .... 3 fr.

REUILLET. **Étude sur les paralysies du membre supérieur liées aux fractures de l'humérus** suivie d'une observation de névroplasie traumatique généralisée avec lésions secondaires des articulations et des muscles. In-8 de 64 pages. 1869 .... 1 fr. 75

REVEIL, professeur agrégé à la Faculté de médecine et à l'École supérieure de pharmacie de Paris, etc. **Recherches de physiologie végétale. De l'action des poisons sur les plantes.** 1 vol. in-8 de 180 pages. Paris, 1865 .... 3 fr. 50

REVEIL. **Recherches sur l'osmose et sur l'absorption par le tégument externe chez l'homme, dans le bain.** 1 vol. in-8 de 82 pages. Paris, 1865 .... 2 fr. 50

REVILLIOD. **De l'action de quelques maladies aiguës sur la tuberculisation.** In-8 de 88 pages. Paris, 1865 .... 2 fr.

RIANT. **Difficultés du diagnostic médical.** In-8 de 85 pages. Paris, 1866 .... 2 fr.

RICORD, chirurgien de l'hôpital du Midi, membre de l'Académie de médecine, etc. **Leçons sur le chancre,** professées à l'hôpital du Midi, recueillies et publiées par le docteur A. FOURNIER, suivies de notes et pièces justificatives et d'un formulaire spécial. 2e édition, revue et augmentée. Paris, 1860. 1 vol. in-8 de 549 pages .... 7 fr.

RICHE (F.). **De l'organicisme.** In-8 de 48 pages. 1869 .... 1 fr.

ROBERT, médecin de l'Hospice-Asile des vieillards, etc. **Conseil d'hygiène et de médecine usuelle.** 1 vol. in-18 de 216 pages. Paris, 1864. 1 fr. 25

ROBERTET. **Essai sur l'encéphalite.** In-8 de 50 pages. Paris, 1865. 1 fr. 50

ROBIN (Ch.). **Les théories des mouvements du cœur,** suivi d'un Mémoire sur les capacités des oreillettes et des ventricules, par le docteur HIFFELSHEIM. In-8 de 36 pages. Paris, 1864 .... 1 fr.

ROBIN (Édouard), professeur de chimie et d'histoire naturelle. **Travaux de réforme** dans les sciences médicales et naturelles. 1 vol. in-8 de 136 p. Paris, 1870.. 2 fr. 50

ROBIN-MASSÉ. **Des polypes naso-pharyngiens** au point de vue de leur traitement. Grand in-8 de 92 pages et 6 planches. Paris, 1864... 3 fr.

ROCHARD, médecin adjoint de la prison des Madelonnettes, etc. **Traité des maladies de la peau.** Paris, 1863. 1 vol. in-8.................. 6 fr.

RODET. **De la trichine et de la trichinose.** 2e édition. Paris, 1866. In-8 de 50 pages et 1 planche.. 1 fr. 50

ROMMELAERE. **De la pathogénie des symptômes urémiques.** Étude de physiologie pathologique. In-8 de 80 pages avec 2 planches . 2 fr. 50

RONDEAU. **Des affections oculaires réflexes et de l'ophthalmie sympathique.** In-8 de 132 pages. Paris, 1866................. 2 fr. 50

ROQUES. **De la coqueluche.** Essai de traitement par les émanations des usines à gaz. In-8 de 56 pages. 1866................................ 1 fr. 50

ROUBAUD, médecin-inspecteur des eaux minérales de Pougues, etc. **Eaux minérales de Pougues,** troubles de la digestion, maladies des voies urinaires. In-8 de 87 pages. Paris, 1865................................ 2 fr.

ROUBY. **Du traitement des varices et spécialement du procédé par les injections de liqueur iodo-tannique.** In-8 de 121 p. 1867. 2 fr.

ROUDANOWSKY. **Études photographiques sur le système nerveux de l'homme et de quelques animaux supérieurs,** d'après les coupes de tissu nerveux congelé. 1 vol. grand in-8 de texte et atlas in-f° de 16 planches contenant 165 photographies. 2e édition. 1870............... 170 fr.

— Le texte se vend séparément...................................... 3 fr.
— Demi-reliure maroquin de l'atlas in-fol., monté sur onglets...... 10 fr.

ROUET. **Influence du système nerveux sur les phénomènes physico-chimiques de la vie de nutrition.** In-8 de 50 pages. Paris, 1865. 1 fr. 25

ROUSTAN. **Recherches sur l'inoculabilité de la phthisie.** In-8 de 100 pages, avec 2 planches.. 2 fr. 50

ROUVILLE. **Session de la Société géologique de France à Montpellier** (octobre 1868). 1 vol. in-8 avec 19 planches et trois cartes coloriées. 1870... 7 fr.

ROUYER. **Études médicales sur l'ancienne Rome.** Les bains publics de Rome, les magiciennes, les philtres, etc.; l'avortement, les eunuques, l'infibulation, la cosmétique, les parfums, etc. Paris, 1859. 1 vol. in-8. 3 fr. 50

SABATIER. **De l'absorption.** In-8. 1866........................ 3 fr.

SAINT-ANGE BARRIER. **Le tubercule et la phthisie.** In-8. 1868. 1 fr. 50

SAINT-ANGE BARRIER. **Cancer, scrofule, phthisie.** Notice médicale sur l'établissement de Celles-les-Bains (Ardèche). In-8. 1869....... 1 fr. 50

SAINT-VEL, ancien médecin civil à la Martinique. **Traité des maladies intertropicales.** 1 vol. in-8 de 524 pages. Paris, 1868........ 7 fr.

SALES-GIRONS, médecin-inspecteur des eaux minérales. **Étude médicale sur les eaux minérales de Pierrefonds-les-Bains**; application des eaux sulfureuses pulvérisées au traitement des maladies de la poitrine. Paris, 1864. 1 vol. in-12 de 194 pages, avec figures intercalées dans le texte ... . 2 fr.

SALVA. **Du gaz acide carbonique comme analgésique, et cicatrisation des plaies.** In-8 de 42 pages. Paris, 1860.............. 1 fr. 25

SANDRAS. **Étude sur la digestion et l'alimentation et sur la diathèse urique.** 2e édition. In-8 de 64 pages. Paris, 1865. ...... 1 fr. 25

SANDRAS. **De l'emploi du fer en thérapeutique**, et en particulier du phosphate de fer du nouveau Codex. 2e édition in-8 de 54 p. 1867. 2 fr.

SANDRAS. **Essai sur les eaux minérales phosphatées-ferrugineuses.** In-8. 1866.................................. 1 fr.

SAPPEY, professeur d'anatomie à la Faculté de médecine de Paris, etc. **Traité d'anatomie descriptive**, avec figures intercalées dans le texte. 2e édition entièrement refondue. Tome Ier, **Ostéologie et Arthrologie.** 1 vol. in-8 avec 226 fig. 1867. — Tome II, **Myologie** et **Angiologie.** 1 vol. avec 204 figures noires et coloriées. 1869. Prix des tomes I et II. 24 fr.

Les tomes III et IV paraîtront prochainement.

SAVALLE. **Études sur l'angine de poitrine.** In-8 de 83 pages. Paris, 1864.. 2 fr.

SCHNEIDER, médecin à l'hospice de Thionville. **Préparation à l'exercice de la médecine.** Ouvrage destiné spécialement à initier les jeunes médecins aux réalités de la carrière. 1 vol. in-12 de 216 pages. Paris, 1861.. 2 fr.

SCHWICH. **Étude sur la classification des syphilides.** In-8 de 74 pages. 1869.. 1 fr. 75

SÉMÉRIE. **Des symptômes intellectuels de la folie.** In-8 de 104 pages, 1867.. 2 fr.

SENTEX. **Des altérations que subit le fœtus** après sa mort dans la cavité utérine et de leur valeur médico-légale. In-8 de 92 pages, 1868. 2 fr.

Mémoire couronné par l'Académie impériale de médecine de Paris.

SENTOUX. **De la surexcitation intellectuelle dans la folie.** 1 vol. in-8, 1867.. 4 fr.

SÉRÉ (de). **Du relâchement du pylore, son influence sur la digestion de l'estomac et un certain nombre de maladies chroniques.** 2e édition, revue et augmentée. In-8 de 68 pages. Paris, 1865. 1 fr. 50

SICARD. **Essai sur la douleur au point de vue physiologique.** Paris, 1863. In-8 de 38 pages.................................. 1 fr. 25

SOLARI. **Maladies de matrice (utérus).** Conseils pratiques sur les moyens de prévenir ces maladies et sur leur traitement. Paris, 1863. Grand in-8 de 71 pages.. 2 fr.

SOLARI. **Choléra de 1865**, sa marche, son mode de transmission, moyens de le faire disparaître ou d'en arrêter la propagation. In-8 de 45 pages. Paris, 1865.. 75 c.

SOLARI. **Traité pratique des maladies vénériennes.** 2e édition. 1 vol. in-12 avec planches coloriées. 1868.......................... 6 fr.

SOTTAS. **De l'influence des déviations vertébrales** sur les fonctions de la respiration et de la circulation. In-8 de 71 p. Paris, 1865. 1 fr. 50

SOULIGOUX. **Du ramollissement des os et des moyens d'y remédier,** précédé d'une lettre du professeur PIORRY. 1 vol. in-12. 1866. 2 fr. 50

SOULIGOUX. **De l'examen organique et physiologique du malade pendant son séjour à Vichy.** 1 vol. in-8. Paris, 1869.... 3 fr. 50

SOYRE (de). Chef de clinique, adjoint à l'hôpital de la Clinique d'accouchements. **Étude historique et critique sur le mécanisme de l'accouchement spontané.** In-8 de 210 pages. 1869......................... 3 fr.

SPERINO, professeur d'ophthalmologie à l'Université de Turin, etc. **Études cliniques sur l'évacuation répétée de l'humeur aqueuse dans les maladies de l'œil.** 1862. 1 vol. gr. in-8 de 496 pages.... 6 fr.

SPIESS. **De l'intervention chirurgicale dans la rétention d'urine.** 1 vol. in-8 de 90 pages. Paris, 1866........................ 2 fr.

SPILLMANN. **Des syphilides vulvaires.** In-8 de 116 pages et 3 planches. 1869.. 3 fr.

STANESCO. **Recherches cliniques sur les rétrécissements du bassin** basées sur 414 cas observés à la clinique d'accouchements de Paris pendant seize ans. In-8 de 120 pages et 16 tableaux. 1869.............. 4 fr.

STOKES, professeur royal de médecine à l'Université de Dublin, etc. **Traité des maladies du cœur et de l'aorte,** ouvrage traduit par le docteur SÉNAC, médecin consultant à Vichy. In-8 de 746 p. Paris, 1864.. 10 fr.

STOUFFLET. **Le Choléra à l'hôpital Lariboisière en 1865,** dans ses rapports avec les autres maladies. In-8 de 188 pages. 1866...... 3 fr.

SUCQUET (J. P.). **Anatomie et physiologie.** Circulation du sang. D'une circulation dérivative dans les membres et dans la tête chez l'homme. Mémoire approuvé par l'Académie impériale de médecine, séance du 18 juin 1861. In-8 et Atlas de 6 pl. in-folio, dessins d'après nature par Lackerbauer. Paris, 1862.................................... 8 fr.

SUCQUET (J. P.). **Anatomie et physiologie.** D'une circulation du sang spéciale au rein des animaux vertébrés mammifères, et de la sécrétion des urines qu'elle y produit. In-8 de 52 pages avec 5 planches en chromolithographie. 1867.................................. 2 fr. 50

SUCQUET. **Commentaire sur la structure microscopique du rein des vertébrés** à l'occasion d'un mémoire de M. Ch.-F. GROSS sur le même sujet. In-8 de 32 pages et une planche. 1869................ 1 fr.

SUCQUET. **De l'assainissement des décès et des convois funèbres de la ville de Paris.** Grand in-8. 1869.................. 60 c.

TARNOWSKI (Benjamin), professeur à l'hôpital de Kalinkine (hôpital des vénériens), agrégé à l'Académie impériale médico-chirurgicale de Saint-Pétersbourg. **Aphasie syphilitique.** In-8. 1870.................. 3 fr.

THÉVENIN. **Considérations sur le traitement du bec-de-lièvre compliqué.** Grand in-8 de 80 pages, avec 1 planche. 1866...... 2 fr. 50

THIERRY (Émile). **Des maladies puerpérales** observées à l'hôpital Saint-Louis en 1867. Considérations sur leur étiologie. In-8. 1868... 2 fr. 50

THOMAS, professeur à l'École de médecine de Tours. **Éléments d'ostéologie descriptive et comparée de l'homme et des animaux domestiques**, à l'usage des étudiants des écoles de médecine humaine et des écoles de médecine vétérinaire. 1 vol. in-8 accompagné d'un atlas de 12 pl. dessinées par Lackerbauer. Paris, 1865.......................... 12 fr.

THOMAS (Louis). **Du pneumatocèle du crâne.** In-8 de 89 pages. Paris, 1865.. 2 fr.

THOMAS (H.). **Des tumeurs des paupières.** In-8 de 78 pages avec une planche. 1866.. 2 fr. 50

THULIÉ. **Étude sur le délire aigu sans lésion.** 1 vol. gr. in-8 de 124 pages. Paris, 1865.. 2 fr. 50

TIRMAN. **Recherches sur le traitement de l'étranglement herniaire** et en particulier sur le taxis progressif. Paris, 1863. In-8 de 90 pages. 2 fr. 50

TIXIER. **Considérations sur les accidents à forme rhumatismale de la blennorrhagie.** In-8 de 95 pages. 1866. .... 2 fr.

TOSTIVINT. **Essai sur les résections coxo-fémorales**, etc. 1 vol. in-4. 1868.. 2 fr. 50

TRASTOUR, professeur adjoint de clinique médicale à l'Ecole de médecine de Nantes. **Du développement imprévu des tubercules et de la phthisie.** In-8 de 95 pages. Nantes, 1864.................... 2 fr.

TRASTOUR. **Nouveau mode de traitement des ulcères des jambes.** In-8 de 32 pages.. 1 fr.

TRÉLAT, médecin de la Salpêtrière, etc. **La folie lucide, considérée au point de vue de la famille et de la société.** 1 vol. in-8. Paris, 1861.. 6 fr.

TRIADOU. **Des grossesses extra-utérines.** 1 vol. in-8 de 134 pages. Montpellier et Paris, 1866.................................. 3 fr. 50

TRIQUET. **Leçons cliniques sur les maladies de l'oreille**, ou Thérapeutique des maladies aiguës et chroniques de l'appareil auditif. 1 vol. in-8 de 439 pages, avec figures dans le texte. Paris, 1866.............. 6 fr.

TROUSSEAU, professeur de la Faculté de médecine de Paris, etc. **Conférences sur l'empirisme.** Paris, 1862. In-8 de 58 pages........ 1 fr. 50

UNION (L') MÉDICALE. Journal des intérêts scientifiques et pratiques, moraux et professionnels du corps médical, paraît trois fois par semaine. L'*Union médicale*, un des journaux les plus répandus en France et à l'étranger, est à la fois un journal et un livre : un journal par la rapidité et l'actualité de ses publications ; un livre par l'importance et la valeur de ses travaux, qui ont pour auteurs les plus grand nombre des célébrités médicales contemporaines. Prix de l'abonnement : pour Paris et les départements : 1 an, 32 fr. ; 6 mois, 17 fr. ; et 3 mois 9 fr., pour l'étranger le port en plus.

Nota. — Notre maison est spécialement chargée de recevoir des abonnements à prix réduit, institués en faveur de MM. les étudiants des Facultés et Écoles de médecine de France.

VAILHÉ. **De la responsabilité médicale.** In-8. 1868......... 50 c.

VALETTE, professeur de clinique chirurgicale à l'École de médecine de Lyon, etc. **De la méthode à suivre dans l'étude** et l'enseignement de la clinique, vitalisme et organicisme. In-8 de 99 p. Paris, 1864... 2 fr.

VALCOURT (de). **Les institutions médicales aux États-Unis de l'Amérique du Nord.** Rapport présenté à Son Exc. le ministre de l'instruction publique le 2 novembre 1868. 1 vol. in-8. Paris, 1869..... 3 fr.

VAN HEURCK, professeur de botanique, etc. **Le microscope**, sa construction, son maniement et son application aux études d'anatomie végétale. 1 vol. in-12 de 108 p. avec 35 fig. dans le texte. Paris, 1865. 3 fr.

VAN HOLSBECK. **Compendium d'électricité médicale.** 1 vol. in-12 de 693 pages et 15 figures dans le texte. Édition augmentée d'un aperçu des progrès faits en électrothérapie jusqu'à 1868. Paris......... 7 fr.

VAQUEZ. **Chirurgie conservatrice du pied.** Mémoire sur l'amputation de M. le professeur MALGAIGNE (désarticulation astragalo-calcanéenne, ou amputation sous-astragalienne des auteurs); quelques mots sur l'extirpation du calcanéum (opération de Monteggia). Paris, 1859. 1 vol. in-4 de 179 pages, 2 planches lithographiées et 5 fig. dans le texte...... 3 fr. 50

VAURÉAL. **Essai sur l'histoire des ferments**; de leur rapprochement avec les miasmes et les virus. 1 vol. gr. in-8 de 194 p. Paris, 1864. 3 fr.

VAURÉAL. **Esquisse des effets physiologiques et thérapeutiques de l'eau.** In-8 de 18 pages. Paris, 1865.................. 1 fr.

VAURÉAL. **Genèse et indications du choléra-morbus épidémique.** In-18 de 82 pages. 1867.................. 1 fr. 50

VAURÉAL. **Aperçu du rôle de l'eau dans la nature.** In-8. 1867. 75 c.

VAURÉAL (de). **Étude d'hygiène. De l'aguerrissement des armées; palestrique, entraînement, hygiétique somascétique.** 1 vol. in-12 de 186 pages. 1869.................. 2 fr.

VÉE. **Recherches chimiques et physiologiques sur la fève du Calabar.** In-8 de 34 pages. 1865.................. 1 fr.

VERDIER. **Recherches sur l'apoplexie placentaire et les hématomes du placenta.** In-8. 1868.................. 1 fr. 50

VELPEAU, clinique chirurgicale de la Charité. **Leçons sur le diagnostic et le traitement des maladies chirurgicales**, recueillies et rédigées par A. REGNARD, interne des hôpitaux, revues par le professeur. In-8 de 60 pages. Paris, 1866.................. 1 fr. 50

VERLIAC. **Recherches sur le diagnostic des épanchements pleurétiques et les indications de la thoracentèse chez les enfants.** In-8 de 116 pages. Paris, 1865.................. 2 fr.

VERNEUIL, professeur à la Faculté de médecine de Paris. **Éloge d'Alph. Robert**, chirurgien honoraire des hôpitaux de Paris, professeur d'anatomie, etc. 1864. In-8 de 96 pages.................. 1 fr.

VERRIER. **Quelle part doit-on attribuer au traumatisme dans les affections puerpérales.** In-8 de 112 pages. 1866............ 2 fr.

VÉSINE-LARUE (de). **Essai sur l'avortement,** considéré au point de vue du droit criminel, de la médecine légale et de la responsabilité médicale, lorsqu'il est provoqué par le médecin pour le salut de la mère. In-8 de 84 pages. 1867...................................... 1 fr. 50

VIELLE. **Essai sur le rôle social de la médecine.** In-8 de 50 pages. Paris, 1866...................................... 1 fr. 50

VIGNEAU. **De l'exstrophie de la vessie.** Gr. in-8 de 162 p. et 1 planche. 1867...................................... 3 fr. 50

VIRCHOW, professeur d'anatomie pathologique à la Faculté de médecine de Berlin, membre correspondant de l'Institut de France. **La syphilis constitutionnelle.** Traduit de l'allemand par le docteur Paul PICARD; édition revue, corrigée et considérablement augmentée par le professeur. Paris, 1860. 1 vol. in-8, avec fig. dans le texte...................... 4 fr.

VOELKER. **De l'arthritite blennorrhagique.** In-8 de 151 pages. 1868. 2 fr. 50

VOYET. **De quelques observations de thoracentèse** chez les enfants. In-8 de 100 pages. 1870............................ 2 fr.

VULPIAN, médecin des hôpitaux de Paris, professeur agrégé à la Faculté de médecine. **Des pneumonies secondaires.** In-8. 1860....... 2 fr.

VULPIAN. **Recherches expérimentales relatives aux effets des lésions du 4e ventricule et spécialement à l'influence de ces lésions sur le nerf facial.** In-8 de 68 pages et 12 figures. Paris, 1861...................................... 2 fr.

WECKER, médecin-oculiste de la maison Eugène-Napoléon, professeur de clinique ophthalmologique, etc. **Traité théorique et pratique des maladies des yeux.** 2e édition revue et augmentée, accompagnée d'un grand nombre de figures dans le texte et planches lithographiées. 2 forts vol. in-8 avec un joli cartonnage en toile. 1868.................... 26 fr.

WECKER. **Des nouveaux procédés opératoires de la cataracte parallèle et critique.** In-8, fig. 1868.......................... 75 c.

WECKER et JÆGER. **Traité des maladies du fond de l'œil,** 1 vol. in-8 accompagné d'un atlas de 29 planches en chromo-lithographie. 1870. 35 fr.

WILLIÈME. **Des dyspepsies dites essentielles.** Leur nature et leurs transformations, théories pratiques. 1 vol. in-8 de 620 pages. 1868..... 8 fr.

WINTREBERT. **Des courants continus et de leur action sur l'organisme.** In-8 de 68 pages. 1866...................... 1 fr. 50

YGONIN. **Des obstacles que le col utérin peut apporter à l'accouchement.** In-8 de 127 pages. Paris, 1863.................. 2 fr.

Paris. — Imprimerie de E. MARTINET, rue Mignon, 2.

NOUVELLES PUBLICATIONS CHEZ LE MÊME ÉDITEUR

BAZIN. **Leçons théoriques et cliniques sur la syphilis et les syphilides**, professées à l'hôpital Saint-Louis par le docteur Bazin, publiées par le docteur Dubuc, revues et approuvées par le professeur, 2e édition considérablement augmentée, 1 vol. in-8 accompagné de 4 magnifiques planches sur acier, figures coloriées. 10 fr.
Sépia. 8 fr.

BŒHM. **De la thérapeutique de l'œil, au moyen de la lumière colorée**, traduit de l'allemand par Klein, traducteur de l'optique physiologique de Helmholtz, avec 2 planches coloriées. 1 vol. in-8. 4 fr.

BUYS (Léopold). **Traitement des kystes de l'ovaire, du pyothorax, de l'hydrothorax, des plaies, etc., par la compression et l'aspiration continues, procédés et appareils nouveaux.** 1 vol. in-8, avec 3 grandes planches lithographiées et coloriées. 3 fr.

DELENS. **De la communication de la carotide et du sinus caverneux** (anévrysme artéro-veineux). In-8 de 90 pages, avec 2 planches coloriées. 3 fr. 50

DESPRÉS, chirurgien de l'hôpital de Lourcine, professeur agrégé, etc. **Traité iconographique de l'ulcération et des ulcères du col de l'utérus.** 1 vol. in-8, avec planches lithographiées et coloriées. 5 fr.

FORT. **Manuel de pathologie et de clinique chirurgicales.** 1 vol. in-12 avec 135 figures intercalées dans le texte, cartonné en toile. 13 fr.

FOURNIER (Alfred). **Fracastor : la Syphilis, 1530; le Mal français, 1546**; traduction et commentaires. 1 vol. in-12 de 210 pages. 2 fr. 50

GRAEFE (de). **Des paralysies du muscle moteur de l'œil**, traduit de l'allemand, par A. Sichel, revu par le professeur. 1 vol. in-8 de 220 pages. 3 fr. 50

MOREAU-WOLF. **Des rétrécissements de l'urèthre et de leur guérison radicale et instantanée par un procédé nouveau**, la *divulsion rétrograde*. Grand in-8 de 100 pages, avec figures dans le texte. 3 fr.

RELIQUET. **Traité des opérations des voies urinaires.** 1 vol. in-8 de 820 pages, avec figures dans le texte. Le volume cartonné en toile. 11 fr.
Ouvrage couronné par l'Académie de médecine.

RIZZOLI, le professeur (de Bologne). **Pratique chirurgicale.** Traduction du docteur Andreini. 1 vol. grand in-8 d'environ 600 pages, accompagné de 102 figures. 10 fr.

ROUGE, chirurgien de l'hôpital cantonal de Lausanne. **L'uranoplastie et les divisions congénitales du palais.** In-8, avec figures intercalées dans le texte. 3 fr.

Paris. — Imprimerie de GAUTHIER-VILLARS, quai des Grands-Augustins, 55.
(Ancienne imp. Bonaventure.)

www.ingramcontent.com/pod-product-compliance
Ingram Content Group UK Ltd.
Pitfield, Milton Keynes, MK11 3LW, UK
UKHW020209250726
13967UKWH00003B/1355